BEI GRIN MACHT SICH IHR WISSEN BEZAHLT

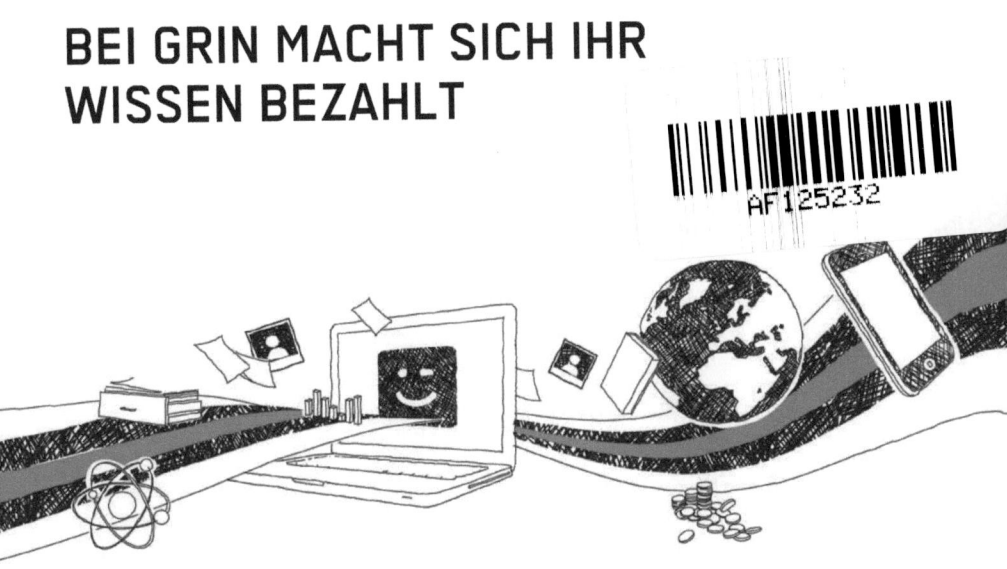

- Wir veröffentlichen Ihre Hausarbeit, Bachelor- und Masterarbeit

- Ihr eigenes eBook und Buch - weltweit in allen wichtigen Shops

- Verdienen Sie an jedem Verkauf

Jetzt bei www.GRIN.com hochladen und kostenlos publizieren

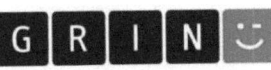

Probiotika zur Therapie des Reizdarmsyndroms von Erwachsenen

Anna-Lena Graf

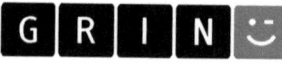

Bibliografische Information der Deutschen Nationalbibliothek:

Die Deutsche Nationalbibliothek verzeichnet diese Publikation in der Deutschen Nationalbibliografie; detaillierte bibliografische Daten sind im Internet über http://dnb.d-nb.de abrufbar.

ISBN: 9783346579492
Dieses Buch ist auch als E-Book erhältlich.

RHEINISCHE FRIEDRICH-WILHELMS-UNIVERSITÄT BONN

Landwirtschaftliche Fakultät

BACHELORARBEIT

im Rahmen des Bachelorstudiengangs

Ernährungs- und Lebensmittelwissenschaften

zur Erlangung des Grades

„Bachelor of Science"

Probiotika zur Therapie des Reizdarmsyndroms bei Erwachsenen

vorgelegt von:

Anna-Lena Graf

vorgelegt am:

28.09.2021

Inhaltsverzeichnis

ANS	Autonomes Nervensystem
BSFS	Bristol stool form scale
DGGE	Denaturierungsgradientengelelektrophorese
ENS	Enterisches Nervensystem
FMP	Fermentiertes Milchprodukt
FODMAP	Fermentable oligo-, di-, monosaccharides and polyols
KBE	Koloniebildende Einheiten
LFD	Low FODMAP Diet
LGG	*Lactobacillus rhamnosus* GG
MGS	MetaGenomicSpecies
MP	Milchprodukt
IBS-SSS	Irritable bowel syndrome-severity scoring system
KI	Konfidenzintervall
OR	Odds-Ratio
PCR	Polymerase-Kettenreaktion
QoL	Quality of Life
RCT	Randomisierte kontrollierte Studie
RDS	Reizdarmsyndrom
RDS-D	Diarrhoe-dominierendes Reizdarmsyndrom
RDS-M	Reizdarmsyndrom-Mischtyp
RDS-O	Obstipation-dominierendes Reizdarmsyndrom

1   Einleitung und theoretischer Hintergrund

Das Reizdarmsyndrom (RDS) zählt zu den funktionellen Störungen des unteren Verdauungstrakts. Als Leitsymptome treten Abdominalschmerzen, abdominale Distention, Flatulenzen, Obstipation und Diarrhoe auf. Der Verlauf des RDS ist entweder spontan rückläufig oder chronisch. Weltweit leidet mehr als jeder Zehnte unter dem RDS, wobei Frauen deutlich häufiger betroffen sind (Odds-Ratio (OR) 1,67). (Lovell und Ford 2012)

Die Beschwerden führen zu einer deutlich verminderten Lebensqualität der Patienten (Layer et al. 2021). Zudem besteht eine hohe Prävalenz von psychiatrischen Komorbiditäten, wie Angstzuständen und Depressionen. Zu anderen Erkrankungen des Gastrointestinaltrakts besteht keine gesteigerte Koprävalenz. Aufgrund der sehr unterschiedlichen Beschwerden bleibt die Erkrankung oft lange Zeit unentdeckt und die Patienten haben häufig einen langen Leidensweg hinter sich. (Banerjee et al. 2017)

Aktuelle Behandlungsmöglichkeiten bewirken oft keine ausreichende Linderung der Symptome oder sind mit starken Nebenwirkungen verbunden. Probiotika gelten als eine vielversprechende therapeutische Alternative. In den letzten Jahren ist der Markt an Probiotika und probiotischen Lebensmitteln stetig gewachsen. Laut IQVIA macht der Verkaufsumsatz von Probiotika acht Prozent des gesamten Umsatzes von Nahrungsergänzungsmitteln aus (IQVIA Commercial GmbH & Co. OHG 2020).

Gemäß der aktualisierten S3-Leitlinie „Reizdarmsyndrom" ist es nicht möglich, eine allgemeine Therapieempfehlung aussprechen. Es muss zwischen verschiedenen probiotischen Spezies und Stämmen differenziert werden. Trotzdem wird die Behandlung mit ausgewählten Stämmen empfohlen. (Layer et al. 2021)

Der therapeutische Ansatz ist auf eine Dysbiose der Darmmikrobiota von RDS-Patienten zurückzuführen. Die Begründung für den Einsatz von Probiotika bei der Behandlung des RDS ist ihr Potenzial, eine vorteilhafte Modulation der veränderten Darmmikrobiota zu induzieren oder das Mikrobiom des Wirts zu stabilisieren. (Kajander et al. 2008)

1.1   Reizdarmsyndrom

Da bisher keine eindeutigen Biomarker vorhanden sind, bildet die symptombasierte Krankheitsdefinition die Grundlage der Diagnostik des RDS. Es gibt weltweit diverse Definitionen und Kriterien, die seit Jahrzehnten stetig überarbeitet werden. (Pohl et al. 2014)

In den meisten Interventionsstudien liegt eine Einteilung der RDS-Patienten mittels Rome III-Kriterien vor. Sie definieren das RDS wie folgt (Layer et al. 2021):

Der Patient leidet seit über drei Monaten, an mindestens drei Tagen pro Monat, an abdominellen Schmerzen oder Unwohlsein. Zusätzlich treffen mindestens zwei der folgenden Symptome zu:

- Verbesserung der Beschwerden nach Stuhlgang
- Beschwerden sind mit einer Änderung der Stuhlfrequenz assoziiert
- Beschwerden sind mit einer Änderung der Stuhlkonsistenz assoziiert

Weitere Symptome, die eine Diagnose stützen:

- Weniger als drei Stuhlgänge pro Woche oder mehr als drei Stuhlgänge pro Tag
- Abweichende Stuhlkonsistenz (sehr hart oder flüssig)
- Gesteigerter Drang einer Defäkation
- Defäkation geht mit starkem Pressen einher
- Gefühl einer inkompletten Defäkation
- Schleimabgang
- Blähungen
- Abdominelle Distension

1.1.1 Einteilung verschiedener Subtypen

Patienten werden gemäß der „Bristol stool form scale" (BSFS) je nach ihrem Stuhlgang in verschiedene Untergruppen (Obstipations-, Diarrhoe-, Mischtyp) eingeteilt. Dabei betrachtet man die Stuhlkonsistenz/-form an Tagen mit mindestens einem veränderten Stuhlgang (Mearin et al. 2016). Das BSFS ist ein nützliches Werkzeug, um eine veränderte Defäkation zu bewerten.

Ein Obstipations-Typ kennzeichnet sich dadurch, dass mehr als 25% der Stuhlgänge dem Typ 1 oder 2 der BSFS entsprechen und weniger als 25% der Stuhlgänge dem Typ 6 oder 7 entsprechen. (Mearin et al. 2016)

Der Diarrhoe-Typ entspricht dem genauen Gegenteil. Hierbei werden mehr als 25% der Stuhlgänge dem Typ 6 oder 7 zugeordnet und weniger als 25% dem Typ 1 oder 2. (Mearin et al. 2016)

Der Mischtyp ist durch eine wechselnde Stuhlkonsistenz und -form gekennzeichnet. Dabei werden mehr als 25% der Stuhlgänge dem Typ 1 oder 2 der BSFS zugeordnet und zugleich mehr als 25% der Stuhlgänge dem Typ 6 oder 7. (Mearin et al. 2016)

Falls ein Patient aufgrund seiner veränderten Defäkation zu keinem dieser Typen zugeordnet werden kann, aber trotzdem die Diagnosekriterien des RDS erfüllt, wird er nach Mearin et al. dem „IBS-U"-Typ zugeordnet (Mearin et al. 2016).

1.1.2 Pathophysiologie

Reizdarmsyndrom ist eine multifaktorielle Störung mit einer komplexen Pathophysiologie. Die Ätiopathogenese ist bis heute nicht vollständig geklärt (Schaub und Schaub 2012). Solch ein multifaktorielles Geschehen lässt sich anhand eines bipsychosozialen Modells veranschaulichen. Genetik, soziokulturelle Einflüsse und Umweltfaktoren können die psychosoziale Entwicklung in Bezug auf Persönlichkeitsmerkmale, Anfälligkeit für Stress sowie psychiatrische Erkrankungen beeinflussen. Diese Faktoren beeinflussen auch die Anfälligkeit für Darmfunktionsstörungen. Darüber hinaus wurde in den letzten Jahren die komplexe Interaktion zwischen Darm und zentralem Nervensystem (ZNS) untersucht und der Begriff der Darm-Hirn-Achse etabliert. Das RDS gilt als eine Folge von Wechselwirkungen psychosozialer Faktoren und veränderter Darmphysiologie über die Darm-Hirn-Achse. (Drossman 2016)

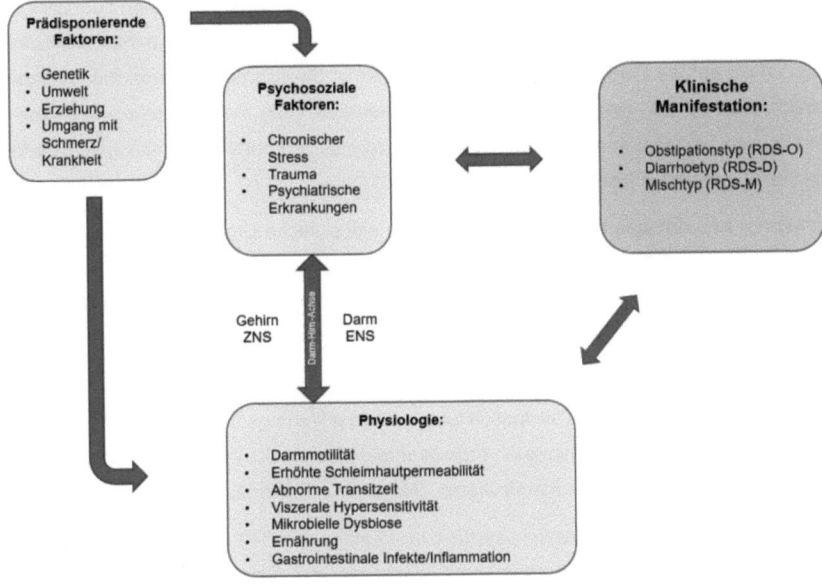

Abb. 1.1 Bipsychosoziales Modell (modifiziert nach (Drossman 2016)

1) Prädisponierende Faktoren

Es gibt Hinweise darauf, dass die Genetik eine bedeutende Rolle in der Pathogenese des RDS einnimmt. Genetische Faktoren können die Darmaktivität, Membranpermeabilität und viszerale Empfindlichkeit beeinflussen. Auch die Epigenetik scheint eine zentrale Rolle zu spielen. Umwelteinflüsse, wie gastrointestinale Infekte, beeinflussen das Genom und führen schließlich zu einer veränderten gastrointestinalen Sensitivität oder motorischen Funktion. Soziokulturelle Faktoren und die Kindeserziehung prägen ebenfalls die Empfindung und Ausprägung von Symptomen. Der Ausdruck des Schmerzes variiert von Kultur zu Kultur. In lateinamerikanischen Kulturen gibt es beispielsweise keinen Ausdruck für Blähungen. Auch Diarrhoe wird in Mexiko nicht als eine Krankheit angesehen, obwohl es durchaus weit verbreitet ist. (Drossman 2016)

2) Psychosoziale Faktoren

Psychischer Stress oder psychiatrische Erkrankungen können zur Entwicklung des RDS und einer Verschlimmerung typischer Symptome beitragen. Die sogenannte Darm-Hirn-Achse (englisch: *brain-gut axis*) sorgt für eine bidirektionale Kommunikation zwischen dem ZNS und enterischen Nervensystem (ENS). Emotionen, Gedanken und Schmerzen haben somit direkten Einfluss auf die Funktion und Struktur des Darms. Stressoren aktivieren das autonome Nervensystem (ANS) und führen zu einer erhöhten Sekretion des Corticotropin-Releasing-Faktors aus dem Hypothalamus, was wiederum zu einer erhöhten Freisetzung von Cortisol aus den Nebennieren führt. (Mayer und Tillisch 2011)

Cortisol ist ein wichtiges Stresshormon, das viele menschliche Organe betrifft, einschließlich des Gehirns. Somit kann Stress zu einer vermehrten motorischen Aktivität des Kolons und Dünndarms und zu einer viszeralen Hypersensitivität führen. Folglich geht man davon aus, dass es sich beim RDS um eine stresssensitive Erkrankung handelt. (Schaub und Schaub 2012)

Symptome wie Diarrhoe oder Obstipation führen zu einer Verringerung der Lebensqualität. Die daraus resultierenden psychosozialen Auswirkungen können sich ebenfalls in einer stärkeren Wahrnehmung der Symptome manifestieren. (Mayer und Tillisch 2011)

Durch die Darm-Hirn-Achse stehen psychosoziale Faktoren und Physiologie in einer wechselseitigen Beziehung und beeinflussen somit gemeinsam das Krankheitsbild. Aufgrund dieser komplexen bidirektionalen Kommunikation müssen beide Faktoren stets gemeinsam betrachtet werden.

3) Physiologie

Die Ursache der Symptome liegt oftmals an einer veränderten gastrointestinalen Physiologie. Häufig wird bei Reizdarmpatienten eine veränderte Darmmotilität diagnostiziert. Dies kann unter anderem Übelkeit, Diarrhoe oder Schmerzen auslösen. Das ENS reguliert die neuromuskuläre Funktion des Darms. Über die Darm-Hirn-Achse beeinflussen Stress und Emotionen die Darmmotilität und lösen so entsprechende Symptome aus. (Schaub und Schaub 2012)

Patienten mit RDS weisen eine erhöhte Permeabilität der Kolonschleimhaut auf, was sich in einer verringerten Barrierefunktion manifestiert. In diesem Zusammenhang ist eine verringerte mRNA-Expression des Tight-Junction-Proteins ZO-1 festzustellen. (Piche et al. 2009)

Darüber hinaus ist eine erhöhte Permeabilität mit einer viszeralen Hypersensitivität assoziiert, die bei Patienten mit RDS häufig beobachtet wird (Zhou et al. 2009).

Die obstipatorischen und diarrhoischen Symptome sind auf eine abnorme Darmtransitzeit zurückzuführen. Dabei ist bei RDS-O der Transit verlangsamt und bei RDS-D beschleunigt. (Manabe et al. 2010)

1.1.3 Therapie

Zur Behandlung des RDS gibt es keine Standardtherapie, da es sich um ein multifaktorielles Geschehen mit einer komplexen und nicht vollständig geklärten Pathophysiologie handelt. Patienten weisen unterschiedliche Krankheitshistorien und Symptomcluster auf, sodass individuelle Maßnahmen zur Therapie erforderlich sind. Es werden allgemeine, komplementäre, alternative, diätetische und psychotherapeutische Maßnahmen angewandt. Ein erfolgreiches Behandlungskonzept berücksichtigt die gesamte Pathophysiologie. Patienten sind über Pathogenese und mögliche Triggerfaktoren aufzuklären. So kann der behandelnde Arzt zusammen mit dem Patienten nach möglichen Symptomauslösern im Alltag suchen. (Layer et al. 2021)

Gemäß der S3-Leitlinie „Reizdarmsyndrom" sollen Medikamente stets symptomorientiert eingesetzt werden, wobei zwischen den verschiedenen Subtypen differenziert werden muss. Auch Kombinationen verschiedener Substanzen oder einer medikamentösen und nicht medikamentösen Behandlung werden zur Therapie angewandt (Layer et al. 2021)

Mittlerweile geht man davon aus, dass auch die Ernährung in der Pathophysiologie des RDS eine zunehmende Rolle spielt. Obwohl Nahrungsmittelunverträglichkeiten gegenüber dem RDS abgegrenzt werden müssen, sind ernährungsmedizinische Maßnahmen oftmals sinnvoll. Neben einer medikamentösen Behandlung können demnach auch diätetische Interventionen zu einer Symptomverbesserung führen. (Layer et al. 2021)

1.2 Probiotika

Probiotika sind lebende Mikroorganismen, die dem Wirt einen gesundheitlichen Nutzen verschaffen, wenn sie in ausreichenden Mengen verabreicht werden (FAO und WHO 2006). Dabei handelt es sich primär um Bakterienstämme, doch auch Hefen können probiotische Eigenschaften besitzen (Pineton de Chambrun et al. 2015).

Nach dieser Definition müssen Probiotika lebend verabreicht werden. Die Studienlage deutet jedoch darauf hin, dass auch bereits abgetötete Probiotika präventive oder therapeutische Wirkungen aufweisen (Dotan und Rachmilewitz 2005). Dabei muss eventuell die Dosis erhöht werden, um den gleichen Effekt zu erzielen.

Probiotische Mikroorganismen werden häufig mit Präbiotika in sogenannten synbiotischen Produkten kombiniert. Präbiotika sind resistent gegen enzymatische und chemische Verdauung, bis sie den Dickdarm erreichen, wo die Fermentation durch nicht-pathogene Kolonbakterien die Erzeugung mikrobieller Stoffwechselendprodukte, wie kurzkettige Fettsäuren, fördert. In Übereinstimmung mit dem synbiotischen Konzept können Präbiotika in solchen Produkten das Überleben und die Persistenz der konsumierten Probiotika im Magen-Darm-Trakt verbessern, indem sie ihr Wachstum selektiv stimulieren oder ihren Stoffwechsel aktivieren. (Gibson et al. 2010)

1.2.1 Funktionen und Wirkmechanismen

Die Wirkmechanismen von Probiotika sind bis heute nicht vollständig geklärt. Früher traf man die Annahme, Probiotika würden in erster Linie durch den Einfluss auf das Darmmikrobiom wirken und somit indirekt einen gesundheitlichen Nutzen ausüben. Heutzutage geht man jedoch davon aus, dass neben der Modulation des Darmmikrobioms, Probiotika in der Lage sind, Darmepithelzellen, Nervenzellen und Immunzellen zu modulieren. Dabei unterscheidet man grob drei Wirkmechanismen (Bischoff und Köchling 2012):

1. Die probiotischen Mikroorganismen können einen direkten Effekt auf andere Mikroorganismen ausüben. Dieser Effekt bezieht sich auf pathogene oder kommensale Keime.
2. Probiotika sind in der Lage, das angeborene und/oder adaptive Immunsystem des Wirts zu modulieren.
3. Wirkung auf mikrobielle Produkte, Wirtsprodukte und Nahrungsbestandteile

Dabei sind Probiotika in der Lage an Epithelzellen zu adhärieren, wodurch die Adhäsion von Pathogenen blockiert wird. *In vitro* Studien zeigen zudem die Rolle niedermolekularer Substanzen, die von probiotischen Mikroorganismen produziert werden, auf. Antimikrobielle Substanzen, wie organische Säuren, Wasserstoffperoxid, Mikrozine, Bakteriozine und Antibiotika hemmen die Replikation von pathogenen Darmbakterien. Probiotische Bakterien, z.B.

Lactobacillus und *Bifidobacterium*, können außerdem dekonjugierte Gallensäuren produzieren. Diese sind stärker antimikrobiell wirksam als die primär produzierten Gallensalze des Wirtsorganismus. (Bischoff 2009)

Auch die Invasion von pathogenen Bakterien in die Darmzellen soll durch Probiotika verhindert werden (Bischoff und Autenrieth 2009). Ein weiterer Vorteil in der Kompetition mit anderen Organismen ist, dass Laktobazillen, im Gegensatz zu fast allen anderen Bakterien, nicht auf Eisen angewiesen sind. *Lactobacillus acidophilus* und *Lactobacillus delbrueckii subsp. bulgaricus* können, obwohl sie keine Siderophore produzieren, Eisenhydroxid binden und es somit pathogenen Mikroorganismen vorenthalten (Bischoff 2009).

Durch eine Interaktion mit Rezeptoren der Darmepithelzellen können proinflammatorische Zytokine vermindert und zugleich antiinflammatorische Zytokine erhöht werden. Diese haben wiederum eine modulatorische Wirkung, indem Epithelzellen regeneriert werden oder Apoptose-verursachende Prozesse verhindert werden. (Voltan et al. 2007)

Einige Probiotika produzieren Butyrat. Da Butyrat Kolonozyten als Nahrungsquelle dient, bewirkt es somit ebenfalls eine Stärkung der Epithelbarriere. Probiotika beeinflussen neben Epithelzellen auch die Sezernierung verschiedener Typen von Immunzellen, wie dendritische Zellen, T-Lymphozyten oder natürliche Killerzellen. (Bischoff und Köchling 2012)

All diese Mechanismen gelten als vorteilhaft zur Unterstützung eines gesunden Immunsystems, aber auch bei der Aufrechterhaltung des Gleichgewichts der Darmmikrobiota. Beim Einsatz von Probiotika muss man jedoch ihre jeweilige Stammspezifität berücksichtigen. Die Wirkung eines bestimmten Stammes lässt sich nicht auf einen anderen Stamm übertragen, auch wenn es sich dabei um die gleiche Gattung handelt.

1.2.2   Probiotische Lebensmittel

Viele fermentierte Lebensmittel enthalten lebende Mikroorganismen, deren Stämme als Probiotika verwendet werden. Das kanadische Gesundheitsministerium hat dabei folgende Bakterienarten als probiotisch anerkannt, wenn sie in Lebensmitteln eine Konzentration von 1×10^9 Kolonie bildende Einheiten (KBE) pro Portion enthalten: *Bifidobacterium (adolescentis, animalis, bifidum, breve und longum)* und *Lactobacillus (acidophilus, casei, fermentum, gasseri, johnsonii, paracasei, plantarum, rhamnosus und salivarius)*. (Hill et al. 2014)

Fermentierte Lebensmittel sind seit der Jungsteinzeit ein wichtiger Bestandteil der menschlichen Ernährung. Durch die Fermentation werden Substrate transformiert und dabei bioaktive oder bioverfügbare Endprodukte gebildet. Dies führt zu einer verbesserten Haltbarkeit, Sicherheit und organoleptischen Eigenschaften.

Aufgrund der Vielzahl von Kombinationen aus Lebensmitteln und Mikroorganismen gibt es tausende von verschiedenen Arten von fermentierten Lebensmitteln und Getränken. Heutzutage werden neben Wein und Bier hauptsächlich fermentierte Milcherzeugnisse (z.b. Kefir, Joghurt oder Käse) oder Gemüse (z.b. Kimchi, Sauerkraut oder Gurken) verzehrt. In letzter Zeit steigt die Nachfrage, da zunehmend verstanden wird, dass fermentierte Lebensmittel verbesserte ernährungsphysiologische und funktionelle Eigenschaften haben können. (Marco et al. 2017)

1.3   Darmmikrobiom

Mit einer Oberfläche von etwa 400m² ist der Darm das größte Organ des menschlichen Körpers. Für eine intakte Darmfunktion ist die Wechselwirkung mit der intestinalen Mikrobiota ausschlaggebend. Diese übt verschiedene physiologische Funktionen, wie die Hemmung pathogener Bakterien, die Synthese kurzkettiger Fettsäuren, Stimulation der Nährstoff- und Mineralstoffaufnahme sowie Synthese von Vitaminen und Aminosäuren aus. Der menschliche Darm ist von mehr als 1000 verschiedenen Bakterienarten besiedelt, wobei sich die größte Bakteriendichte im Kolon befindet. Es handelt sich um ein offenes mikrobielles Ökosystem, das aus ansässigen kommensalen Mikroorganismen besteht, die kontinuierlich transienten exogenen Mikroben ausgesetzt sind, welche über die Nahrung zugeführt werden. Die Zusammensetzung des transienten Mikrobioms ändert sich kontinuierlich und die Zusammensetzung der Darmmikrobiota ist bei jedem Menschen individuell. Bei gesunden Erwachsenen dominieren jedoch hauptsächlich Bakterien, die zu vier Hauptphyla gehören: *Bacteroidetes, Firmicutes, Actinobacteria* und *Proteobakterien*, wobei die beiden letzteren als weniger vertreten gelten. Die Gene der Darmmikrobiota sind etwa 150-fach so groß wie die des menschlichen Genoms. (Bischoff und Köchling 2012)

Das intestinale Mikrobiom weist hauptsächlich gesundheitsfördernde Effekte auf, wobei unter bestimmten Bedingungen auch pathogene Mikroorganismen dominieren. Bei einer Verschiebung des intestinalen Gleichgewichts zugunsten der pathogenen Keime, kann dies zu akuten oder chronischen Gesundheitsstörungen führen (Bischoff und Köchling 2012).

Eine intakte Darmbarriere, zusammen mit einer normalen Verdauungs- und Resorptionsfunktion des Darms, ist somit ausschlaggebend für die menschliche Gesundheit. Hierbei schließt das Konzept der Probiotika an, die durch ihre gesundheitsfördernden Effekte zur Aufrechterhaltung des Gleichgewichts der Darmmikrobiota beitragen.

2 Zielsetzung und Fragestellung

Die vorliegende Arbeit untersucht, ob die Supplementation von Probiotika oder fermentierten Milchprodukten (FMP) einen sinnvollen Ansatz in der Therapie des RDS darstellt. Es wird die Hypothese aufgestellt, dass probiotische Mikroorganismen die typischen RDS-Symptome verbessern. Dabei muss stets die Stammspezifität berücksichtigt werden. Zudem sind die Dosis und der Zeitraum der Supplementation von Bedeutung.

Falls sich die Einnahme von Probiotika als wirksam erweist, stellt sich die Frage, welche probiotischen Stämme und in welcher Anzahl sie am effektivsten zur Therapie des RDS eingesetzt werden können.

Aufgrund der Hypothese, dass RDS-Patienten eine mikrobielle Dysbiose aufweisen, wird im Folgenden die Veränderung der Darmmikrobiota durch eine Probiotika-Gabe betrachtet. Dabei wird überprüft, ob eine Supplementierung von probiotischen Mikroorganismen eine Ansiedlung im Darmmikrobiom hervorruft und ein stabiles Gleichgewicht des intestinalen Mikrobioms wiederherstellt.

Ziel dieser Arbeit ist es, die gesundheitsfördernden Aspekte von Probiotika und probiotischen Produkten hinsichtlich des RDS zu erörtern und eine Empfehlung zur Therapie zu geben.

3   Methoden

Zunächst erfolgte eine systematische Literaturrecherche. Von Oktober bis November 2020 wurde mithilfe der Literaturdatenbank „Pubmed" nach geeigneten Informationsquellen recherchiert. Die MeSH-Terms „probiotics" und „irritable bowel syndrome" wurden mit dem Operator „AND" verknüpft. Zu „irritable bowel syndrome" fand Pubmed folgende Entry Terms, welche automatisch mit in die Suche integriert wurden:

- Irritable Bowel Syndromes
- Syndrome, Irritable Bowel
- Syndromes, Irritable Bowel
- Colon, Irritable
- Irritable Colon
- Colitis, Mucous
- Colitides, Mucous
- Mucous Colitides
- Mucous Colitis

Um ausschließlich aktuelle Studienergebnisse auszuwerten, wurde der Studienzeitraum auf die Jahre 2010-2020 eingegrenzt. Zudem wurden nur randomisierte, kontrollierte Studien (RCT) mit einbezogen. Es wurde der Filter „Free full text" angewandt, um Studien, die nicht kostenfrei verfügbar waren, auszuschließen. Nur Studien mit erwachsenen Probanden wurden berücksichtigt.

In den Literaturverzeichnissen der bereits gesichteten Studien wurde gemäß dem Schneeballprinzip nach weiteren geeigneten Quellen für diese Arbeit recherchiert.

Bei 59 Studien erfolgte eine Sichtung auf Passgenauigkeit des Themas. Davon werden schließlich 12 Studien näher betrachtet und hinsichtlich der Fragestellung ausgewertet. Der Auswahlprozess wird im folgenden Flussdiagramm dargestellt:

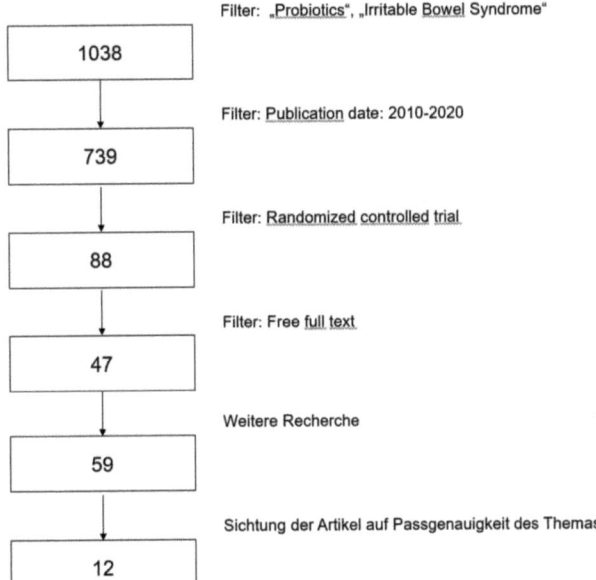

Abb. 3.2 Literaturrecherche

4 Ergebnisse

Anhand der Rome III-Diagnosekriterien wurde bei allen Studienteilnehmern das RDS diagnostiziert. Insgesamt waren 1057 Teilnehmer in der Interventionsgruppe und 836 in der Kontrollgruppe. Acht von zwölf Studien führten ein Follow-Up durch. Die folgende Tabelle zeigt grundlegende Studiencharakteristika auf:

Tab. 4.1 Charakteristika der untersuchten Studien (RCT= randomisierte kontrollierte Studie)

Autor	Jahr	Studienart	Probanden (Kontrolle)	Interventions-dauer	Follow Up
Guglielmetti et al.	2011	RCT	60 (62)	4 Wochen	/
Ducrotté et al.	2012	RCT	108 (106)	4 Wochen	3 Wochen
Pineton de Chambrun et al.	2014	RCT	86 (93)	8 Wochen	3 Wochen
Pedersen et al.	2014	RCT (nicht ver-blindet)	Low FODMAP: 42 LGG: 41 Westliche Diät: 40	6 Wochen	/
Ishaque et al.	2018	RCT	181 (179)	16 Wochen	4 Wochen
Sisson et al.	2014	RCT	124 (62)	12 Wochen	4 Wochen
Mezzasalma et al.	2016	RCT	Gruppe 1: 53 Gruppe 2: 52 (52)	60 Tage	30 Tage

Ki Cha et al.	2012	RCT	25 (25)	8 Wochen	2 Wochen
Sun et al.	2018	RCT	105 (95)	4 Wochen	/
Le Nevé et al.	2019	RCT	53 (53)	2 Wochen	2 Wochen
Bogovič Matijašić et al.	2016	RCT	11 (19)	4 Wochen	2 Wochen
Veiga et al.	2014	RCT	13 (15)	4 Wochen	/

In dieser Arbeit wurden alle RDS-Subtypen berücksichtigt. Sechs Studien untersuchten lediglich Patienten mit RDS-D oder RDS-O. Die weiteren sechs Studien bezogen alle Subtypen mit ein. Bei Betrachtung der folgenden Grafik zeigt sich eine Dominanz des Diarrhoe-dominierten Subtyps. 5% der Probanden wurden keinem Typ zugeordnet und entsprachen somit dem „IBS-U"-Typ.

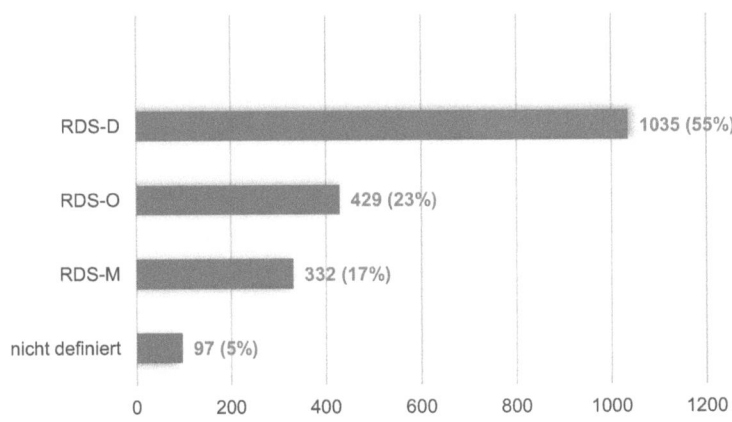

Abb. 4.1 Verteilung der Subtypen

Tab. 4.2 Übersicht aller untersuchten Studien (↑ Anstieg, ↓ Senkung, → keine Veränderung)

Autor	Kriterien (Subtyp)	Intervention (Kontrolle)	Dosis/ Tag	Methoden	RDS-Symptome	Mikrobiom
Guglielmetti et al.	Rome III (Alle Subtypen)	*Bifidobacterium bifidum MIMBb75* (Placebo: Maltodextrin in Kapselform)	1 x 10⁹ KBE	SGA-Fragebogen 7-Punkte-Likert-Skala Fragebogen SF-12 zur gesundheitsbezogenen Lebensqualität	Schmerzen ↓ Distention ↓ Blähungen ↓ Dringlichkeit ↓ QoL ↑	
Ducrotté et al.	Rome III (Alle Subtypen)	*Lactobacillus plantarum 299v (DSM 9843)* (Placebo)	1 x 10⁹ KBE	4-Punkte-Skala VAS	Abdominalschmerz ↓ Flatulenzen ↓ Gefühl einer unvollständigen Stuhlentleerung ↓ Stuhlhäufigkeit ↓ Symptomschwere ↓	
Pineton de Chambrun et al.	Rome III (Alle Subtypen)	*Saccharomyces cerevisiae CNCM I-3856* (Calciumphosphat)	4 x 10⁹ KBE	7-Punkte-Likert-Skala BSFS	Bauchschmerzen/-beschwerden ↓ Stuhlfrequenz /-häufigkeit →	

Pedersen et al.	Rome III (Alle Subtypen)	Gruppe 1: FODMAP-arme Diät Gruppe 2: Lactobacillus rhamnosus GG (normale westliche Ernährung)	$1{,}2 \times 10^{10}$ Bakterien	IBS-SSS IBS-QoL	IBS-SSS ↓ (in allen drei Gruppen) RDS-Symptome ↓ (Gruppe 1 und 2) IBS-QoL →
Ishaque et al.	Rome III (RDS-D)	Bio-Kult®: Bacillus subtilis PXN 21, Bifidobacterium spp. (B. bifidum PXN 23, B. breve PXN 25, B. infantis PXN 27, B. longum PXN 30), Lactobacillus spp. (L. acidophilus PXN 35, L. delbrueckii spp. bulgaricus PXN39, L. casei PXN 37, L. plantarum PXN 47, -L. rhamnosus PXN 54, L.helveticus PXN 45, L. salivarius PXN 57), Lactococcus lactis PXN 63 und Streptococcus thermophilus PXN 66] (Placebo)	8×10^{9} KBE	IBS-SSS IBS-QoL	IBS-SSS ↓ IBS-QoL ↑ Symptomschweregrad ↓
Sisson et al.	Rome III (Alle Subtypen)	Symprove: Lactobacillus rhamnosus NCIMB 30174, Lactobacillus plantarum NCIMB 30173, Lactobacillus acidophilus NCIMB 30175, Enterococcus faecium NCIMB 30176	1×10^{10} lebende Bakterien je 50ml (1 ml/kg KG)	IBS-SSS IBS-QoL	IBS-SSS ↓ Schmerzen ↓ Darmgewohnheiten ↓ IBS-QoL →

		(Placebo)				
Mezzasalma et al.	Rome III (RDS-O)	Gruppe 1: Lactobacillus acidophilus, Lactobacillus reuteri Gruppe 2: Bifidobacterium lactis, Lactobacillus plantarum, Lactobacillus rhamnosus (Placebo)	Gruppe 1: 2 x 10⁹ KBE Lactobacillus acidophilus, 2 x 10⁹ KBE Lactobacillus reuteri Gruppe 2: 2 x 10⁹ KBE Bifidobacterium lactis, 2 x 10⁹ KBE Lactobacillus plantarum, 2 x 10⁹ KBE Lactobacillus rhamnosus (Placebo)	Symptomfragebogen VAS HR-QoL BSFS	Flatulenzen ↓ Bauchschmerzen ↓ Verstopfung ↓ Bauchkrämpfe ↓ Bauchdehnung ↓ Lebensqualität ↑	Lactobacillus plantarum ↑ Lactobacillus acidophilus ↑ Lactobacillus rhamnosus ↑ Bifidobacterium animalis subsp. lactis ↑ Lactobacillus reuteri →
Ki Cha et al.	Rome III (RDS-D)	Lactobacillus acidophilus Lactobacillus plantarum Lactobacillus rhamnosus Bifidobacterium breve Bifidobacterium lactis Bifidobacterium longum Streptococcus thermophilus (Placebo)	1 x 10¹⁰ Zellen	Symptomtagebuch VAS IBS-QoL Stuhlparameter (BSFS) PCR-DGGE	AR ↑ IBS-QoL ↑	Konkordanzrate ↑
Sun et al.	Rome III (RDS-D)	Clostridium butyricum (Placebo)	1,35 x 10⁸ KBE	IBS-SSS IBS-QoL	IBS-SSS ↓ Darmgewohnheiten ↓	Clostridium sensu stricto ↓

Le Nevé et al.	Rome III (Alle Subtypen)	Bifidobacterium animalis subsp lactis CNCM I-2494 Lactobacillus bulgaricus CNCM I-1632 und CNCM I-1519 Streptococcus thermophilus CNCM I-1630 Lactococcus lactis subsp lactis CNCM I-1631 (nicht fermentiertes Milchprodukt ohne Bakterienstämme, mit ähnlichem Laktosegehalt)	Nicht bekannt	Stuhlparameter (BSFS) IBS-SSS-Fragebogen PHQ 15 Fragebogen Oroanaltransitzeittest (OATT) 4-tägiges Ernährungstagebuch	Schmerzen → Blähungen → IBS-QoL → Stuhlkonsistenz → Stuhlfrequenz ↑ Post hoc-Analyse: „high H2"-Gruppe: H2 ↓ „high H2"-Gruppe: Prevotella/Bacteroides ↓
Bogovič Matijašić et al.	Rome III (RDS-O)	Lactobacillus acidophilus La-5 Bifidobacterium animalis ssp. lactis BB-12 Streptococcus thermophilus	Lactobacillus acidophilus La-5: durchschnittlich 1,8 × 10⁷ KBE/g Bifidobacterium animalis ssp. lactis BB-12:		Lactobacillus acidophilus La-5 ↑ Bifidobacterium animalis ssp. lactis BB-12 ↑ Streptococcus thermophilus ↑

		Ballaststoffe (90% Inulin, 10% Oligofructose) (wärmebehandelte fermentierte Milch ohne probiotische Bakterien und ohne Ballaststoffe)	durchschnittlich $2,5 \times 10^7$ KBE/g (360g täglich)	
Veiga et al.	Rome III (RDS-O)	Bifidobacterium lactis CNCM I-2494 Streptococcus thermophilus CNCM I-1630 Lactococcus lactis CNCM I-1631 Lactobacillus bulgaricus CNCM I-1632 Lactobacillus bulgaricus CNCM I-1519 (angesäuertes Milchprodukt)	$2,5 \times 10^{10}$ KBE	Butyrat ↑ Bifidobacterium animalis subsp. lactis CNCM I-2494 ↑ Streptococcus thermophilus CNCM I-1630 ↑ Lactobacillus delbrueckii subsp. bulgaricus CNCM I-1632 und CNCM I-1519 ↑ Lactococcus lactis CNCM I-1631 ↑ Bilophila wadsworthia ↓

Die randomisierte kontrollierte Studie von Guglielmetti et al. hat die Wirksamkeit von *Bifidobacterium bifidum MIMBb75* bei RDS-Patienten überprüft. Dazu wurden 122 Probanden randomisiert, um entweder ein Placebo mit Maltodextrin (n=62) oder *Bifidobacterium bifidum MIMBb75* (n=60) zu erhalten. Das jeweilige Produkt wurde in Kapselform verabreicht. Nach einer Auswaschphase von zwei Wochen wurde das jeweilige Präparat für vier Wochen täglich konsumiert. Das Probiotikum enthielt 1×10^9 KBE *Bifidobacterium bifidum MIMBb75*. (Guglielmetti et al. 2011)

Zur Überprüfung der Wirksamkeit wurde während der gesamten Studie ein Patiententagebuch geführt. Die Patienten mussten täglich ihre RDS-Symptome und deren Schweregrad anhand einer 7-Punkte-Likert-Skala dokumentieren. Die Symptome „Bauchschmerzen/-beschwerden", „Bauchdehnung/Blähungen" und „Dringlichkeit" wurden nochmals individuell bewertet. Darüber hinaus wurde die Anzahl der Stuhlgänge und das Gefühl einer unvollständigen Darmentleerung täglich im Tagebuch dokumentiert. Vor und nach der Intervention wurde ein SF-12-Fragebogen zur Beurteilung der gesundheitsbezogenen Lebensqualität durchgeführt. (Guglielmetti et al. 2011)

Nach der Intervention wurden RDS-Symptome durch *Bifidobacterium bifidum MIMBb75* signifikant um -0,88 Punkte (95%-KI: −1,07; −0,69) verbessert. Im Gegensatz dazu verbesserten sich die Symptome in der Placebo-Gruppe nur um -0,16 Punkte (95%-KI: −0,32; 0,00, *P<0,0001*). (Guglielmetti et al. 2011)

Durch die Intervention zeigte sich außerdem eine signifikante Reduktion der Schmerzen/ Beschwerden um -0,82 Punkte in der Interventionsgruppe, im Gegensatz zu einer Reduktion von 0,18 Punkten in der Placebo-Gruppe (*P<0,0001*). Auch Distension und Blähungen wurden signifikant um −0,92 Punkte (95% KI: −1,15; −0,69) im Vergleich zu −0,21 (95% KI: −0,37; −0,05) in der Placebo-Gruppe (*P<0,0001*) reduziert. Im Follow-Up waren die Symptome weiterhin reduziert. Obwohl die Dringlichkeit der Symptome signifikant um -0,67 Punkte (95% KI: −0,86; −0,48) in der Interventionsgruppe, im Vergleich zu -0,21 Punkten (95% KI: −0,35; −0,07, *P<0,0001*) in der Placebo-Gruppe reduziert waren, konnte man diese Verbesserung nicht mehr im Follow-Up feststellen. (Guglielmetti et al. 2011)

Es zeigten sich keine Auswirkungen auf die Stuhlfrequenz und auch das Gefühl einer unvollständigen Darmentleerung veränderte sich nicht. Trotzdem zeigte sich eine Reduktion der Verdauungsstörungen der Patienten von 3,89 auf 2,44 Punkte, wobei der Score in der Placebo-Gruppe von 3,9 auf 3,47 Punkte sank (*P=0,0002*). (Guglielmetti et al. 2011)

Am Ende der Behandlung erreichten 43% der Patienten in der *Bifidobacterium*-Gruppe eine ausreichende Linderung gegenüber 8% in der Placebo-Gruppe (*P<0,0001*). Eine Linderung definierten die Autoren als eine Verbesserung der Symptome von mehr als 50%. (Guglielmetti et al. 2011)

Neben den symptombasierten Kriterien zeigte sich außerdem ein signifikanter Zuwachs an Lebensqualität. Die Summe der körperlichen Gesundheit veränderte sich signifikant um 3,99 in der Interventionsgruppe und um 1,08 in der Placebo-Gruppe im Vergleich zum Ausgangswert (*P=0,0185*). Auch die psychische Gesundheit verbesserte sich signifikant um 5,78 in der Interventionsgruppe und um 1,58 in der Placebo-Gruppe im Vergleich zum Ausgangswert (*P=0,0083*). (Guglielmetti et al. 2011)

Das Ziel von Ducrotté et al. war es, die Auswirkungen eines täglichen Konsums von *Lactobacillus plantarum 299v (DSM 9843)* auf das RDS zu bewerten. Dazu wurden insgesamt 214 RDS-Patienten randomisiert, wovon die Mehrheit dem Diarrhoe-dominierten Subtyp zugehörig waren (63,89% der *Lactobacillus plantarum 299v* Gruppe und 60,3% der Placebo-Gruppe). 108 Probanden supplementierten das Probiotikum *Lactobacillus plantarum 299v* (1 x 10^9 KBE/ Kapsel) und 106 Patienten das Placebo (Kartoffelstärke- und Magnesiumstearat). Die jeweiligen Produkte wurden über vier Wochen täglich konsumiert. Nach dem Interventionszeitraum fand über drei Wochen eine wöchentliche Nachuntersuchung statt. (Ducrotté et al. 2012)

Der primäre Endpunkt war die Verbesserung der Häufigkeit von Bauchschmerzepisoden. Sekundäre Endpunkte waren Veränderungen der Schwere von Bauchschmerzen, Veränderungen der Häufigkeit und Schwere von Blähungen und das Gefühl einer unvollständigen Stuhlentleerung. Sowohl die Häufigkeit von Bauchschmerzen als auch das Gefühl einer unvollständigen Stuhlentleerung wurden wöchentlich anhand einer Vier-Punkte-Skala von 1 (nur gelegentliches Symptom) bis 4 (tägliches Symptom) beurteilt. Die Schwere der Symptome wurde auf einer visuellen Analogskala (VAS) bewertet und in eine 4-Punkte-Skala von 0 (Keine Schmerzen, VAS = 0) bis 3 (Schwer, VAS = 8 bis 10) umgewandelt. (Ducrotté et al. 2012)

In der *Lactobacillus plantarum 299v*-Gruppe wurde eine signifikant geringe Häufigkeit von Abdominalschmerzen im Vergleich zur Placebo-Gruppe in den Wochen 3 und 4 festgestellt. Nach vier Wochen waren sowohl die Schmerzschwere (0,68 + 0,53 vs. 0,92 + 0,57, *P<0,05*), als auch die Tageshäufigkeit (1,01 + 0,77 vs. 1,71 + 0,93, *P<0,05*) niedriger nach der Gabe von *Lactobacillus plantarum 299v* als nach der Einnahme des Placebos. (Ducrotté et al. 2012)

Nach Beendigung der Intervention war die mittlere Häufigkeit in der Probiotika-Gruppe signifikant um 51,9% reduziert, im Vergleich zu einer 13,6%igen Reduktion in der Placebo-Gruppe. Auch Blähungen und das Gefühl einer unvollständigen Stuhlentleerung verbesserten sich im Vergleich zur Placebo-Gruppe signifikant. Die Autoren beobachteten außerdem eine signifikante Verringerung der täglichen Stuhlhäufigkeit nach einer zweiwöchigen Einnahme des Probiotikums. (Ducrotté et al. 2012)

Nach zwei Wochen stellte sich zudem eine signifikante Verbesserung der Symptomschwere in der Interventionsgruppe im Vergleich zum Placebo ein. Am Ende der Intervention war der mittlere VAS-Score in der *Lactobacillus plantarum 299v*-Gruppe um 45,2% reduziert, wohingegen man in der Placebo-Gruppe eine Reduktion von 23,3% feststellte. (Ducrotté et al. 2012)

Pineton de Chambrun et al. haben sich anstelle von Prokaryonten mit der Wirksamkeit eines Eukaryonten beschäftigt. In dieser randomisierten klinischen Studie wurde die Wirkung von *Saccharomyces cerevisiae CNCM I-3856* auf klinische Symptome des RDS untersucht. (Pineton de Chambrun et al. 2015)

Dazu wurden 200 RDS-Patienten randomisiert. Die Mehrheit der Patienten (46,9%) waren RDS-D-Patienten (46,2% bzw. 47,7% in der Placebo- bzw. Interventionsgruppe). Die Probanden unterzogen sich einer zweiwöchigen Einlaufphase, einer achtwöchigen Intervention und anschließend einem dreiwöchigen Follow-Up. Während des gesamten Zeitraums wurden die Symptome Bauchschmerzen/Beschwerden (definiert als ein unangenehmes Gefühl, das einem Kontinuum zwischen Unbehagen und Schmerzen entspricht), Blähungen und Schwierigkeiten mit der Defäkation anhand einer 7-Punkte-Likert-Skala aufgezeichnet. Stuhlfrequenz und -häufigkeit wurden anhand der BSFS bewertet. (Pineton de Chambrun et al. 2015)

Nach Ausschluss nicht geeigneter Probanden wurden 86 Patienten täglich eine Kapsel mit 500 mg *Saccharomyces cerevisiae CNCM I-3856* (8×10^9 KBE/g) verabreicht. Das Placebo, welches aus 500 mg zweibasischen Calciumphosphat bestand, erhielten 93 Probanden. (Pineton de Chambrun et al. 2015)

Der Score für Abdominalschmerzen/ und -beschwerden verringerte sich nach der achtwöchigen Intervention in der Interventionsgruppe, aber auch in der Placebo-Gruppe signifikant (26,9% bzw. 37,2%, $P<0,001$). Dementsprechend war der Unterschied beider Gruppen nicht signifikant ($P=0,13$). Im zweiten Monat der Intervention zeigte sich ein signifikant höherer Anteil an Patienten, die eine Verbesserung der Bauchschmerzen/-beschwerden verspürten, in der Probiotika-Gruppe im Vergleich mit der Placebo-Gruppe (62,8% bzw. 47,3%, OR=1,88, 95%, KI: 0,99–3,57, $P=0,04$). (Pineton de Chambrun et al. 2015)

In der Nachbeobachtungszeit reduzierte sich der Score in der Placebo-Gruppe, während der Score in der Interventionsgruppe signifikant anstieg ($+0,31 \pm 0,02$, $P=0,012$). (Pineton de Chambrun et al. 2015)

Die Scores zur Bewertung der Symptome Blähungen/Dehnungen und Stuhlgangschwierigkeiten reduzierten sich in beiden Gruppen signifikant ($P<0,001$). Aufgrund dessen ließen sich jedoch keine Unterschiede zwischen den Gruppen ableiten. Die Stuhlfrequenz und -konsistenz veränderte sich außerdem weder in der Interventions- noch in der Placebo-Gruppe signifikant. (Pineton de Chambrun et al. 2015)

Die randomisierte kontrollierte Studie von Pedersen et al. verglich die Wirkung eines Probiotikums mit einer Ernährungsumstellung. Dazu wurde *Lactobacillus rhamnosus GG* (LGG) verabreicht oder eine Low-FODMAP-Diät (LFD) durchgeführt und untersucht, inwiefern sich reizdarmtypische Beschwerden dadurch verändern. 123 RDS-Patienten wurden randomisiert und supplementierten über sechs Wochen zweimal täglich das Probiotikum (n=41), führten eine LFD (n=42) durch oder ernährten sich gemäß einer westlichen/dänischen Ernährung (ND) (n=40). In der LFD-Gruppe sollten Fructose, Lactose, Fructo- und Galacto-Oligosaccharide (Fructane und Galactane) und Polyole (wie Sorbit, Mannit, Xylit und Maltit) gemieden werden. Das Probiotikum wurde in Kapselform eingenommen und enthielt 6×10^9 Bakterien pro Kapsel. (Pedersen et al. 2014)

Zur Überprüfung der Wirksamkeit wurden die Probanden gebeten, wöchentlich einen IBS-SSS-Fragebogen und einen RDS-spezifischen QoL-Fragebogen auszufüllen. Der IBS-SSS-Fragebogen behandelte folgende Symptomatik: Schwere der Bauchschmerzen, Häufigkeit von Bauchschmerzen, Schwere der Bauchdehnung, Unzufriedenheit mit Darmgewohnheiten und Beeinträchtigung der Lebensqualität. Eine Reduktion von 50 Punkten wurde als Verbesserung angesehen. (Pedersen et al. 2014)

Im Vergleich zum Ausgangswert gab es nach der Intervention eine signifikante Reduktion des IBS-SSS-Mittelwerts in jeder Behandlungsgruppe (LFD: $P<0,001$; LGG: $P<0,01$ und ND: $P=0,03$). Bei Betrachtung der einzelnen Gruppen kam es nach der Intervention zu einer signifikanten Reduktion des IBS-SSS in der LGG- und LFD-Gruppe im Vergleich zur ND-Gruppe ($P<0,01$). Alle Symptomatiken reduzierten sich signifikant in der LFD-Gruppe. Die Einnahme von LGG reduzierte, abgesehen von Stuhlgewohnheiten, alle Symptome signifikant, wohingegen sich in der ND-Gruppe ausschließlich die Bauchdehnung und die Beeinträchtigung der Lebensqualität signifikant reduzierte ($P<0,01$). (Pedersen et al. 2014)

Die Autoren untersuchten daraufhin die Auswirkung der Intervention auf die verschiedenen RDS-Subtypen. Beim Diarrhoe-dominierten RDS zeigte sich in jeder Gruppe eine signifikante Reduktion des IBS-SSS. Eine signifikante Reduktion blieb beim Mischtyp aus, wobei der Score in allen drei Gruppen sank. Patienten mit einem Obstipations-dominierten RDS verspürten die geringste Symptomverbesserung (Abb. 4.2). (Pedersen et al. 2014)

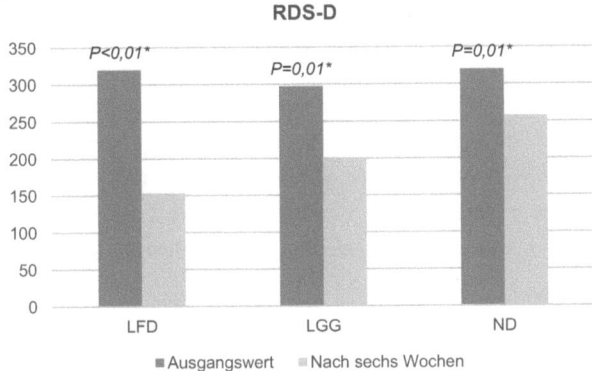

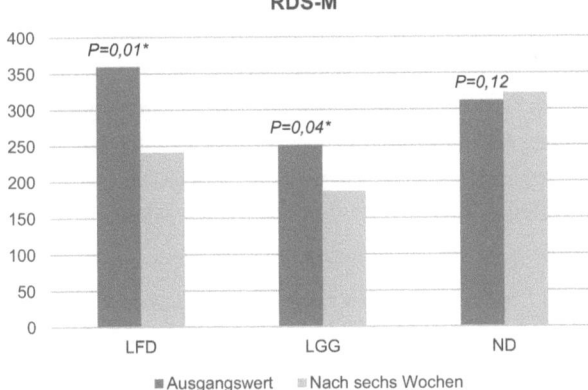

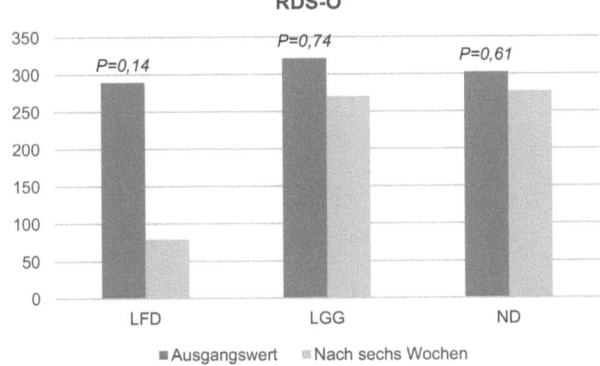

Abb. 4.2: Änderung des IBS-SSS, * signifikantes Ergebnis (modifiziert nach Pedersen et al. 2014)

Im Gegensatz zu den vorherigen Studien untersuchten Ishaque et al. die Wirkung eines Mul-
tistamm-Probiotikums. Dabei wurden lediglich Patienten mit einem Diarrhoe-dominierten Subtyp rekrutiert. Bio-Kult® ist eine Kapselformulierung, die 14 verschiedene Bakterienstämme (2
x 10^9 KBE/ Kapsel) enthält. Es beinhaltet folgende Stämme: *Bacillus subtilis PXN 21, Bifidobacterium spp. (B. bifidum PXN 23, B. breve PXN 25, B. infantis PXN 27, B. longum PXN
30), Lactobacillus spp. (L. acidophilus PXN 35, L. delbrueckii spp. bulgaricus PXN39, L. casei
PXN 37, L. plantarum PXN 47, L. rhamnosus PXN 54, L.helveticus PXN 45, L. salivarius PXN
57), Lactococcus lactis PXN 63* und *Streptococcus thermophilus PXN 66.* (Ishaque et al. 2018)

Für 16 Wochen nahmen die Teilnehmer (n=181) zweimal täglich zwei Kapseln des Präparates
ein. Die andere Gruppe (n=179) erhielt ein Placebo mit mikrokristalliner Cellulose. (Ishaque et
al. 2018)

Primärer Endpunkt dieser Studie war die Schwere und Häufigkeit von Bauchschmerzen. Zudem wurden andere reizdarmtypische Symptome und die Lebensqualität anhand eines IBS-
QoL-Fragebogen untersucht. (Ishaque et al. 2018)

Der IBS-SSS Gesamtscore wurde nach der Einnahme des Probiotikums im Vergleich zum
Placebo jeden Monat gesenkt (Tab. 4.3). Außerdem war auch vier Wochen nach Beendigung
der Probiotika-Gabe eine Linderung der Symptome feststellen. Zur Überwachung der Symptomatik wurde der IBS-SSS Fragebogen monatlich von den Patienten ausgefüllt:

Tab. 4.3 IBS-SSS Gesamtbewertung, * signifikantes Ergebnis (modifiziert nach Ishaque et al. 2018)

	Probiotikum	Placebo	P-Wert
IBS-SSS Gesamtbewertung			
Vor der Behandlung	330,0 ± 40,4	332,9 ± 42,0	0,992
Monat 1	187,9 ± 61,3	215,4 ± 75,0	< 0,001*
Monat 2	146,5 ± 76,4	188,0 ± 92,0	< 0,001*
Monat 3	122,0 ± 78,3	199,5 ± 104,1	< 0,001*
Monat 4	115,2 ± 75,0	179,7 ± 100,2	< 0,001*
Monat 5 (Follow-Up)	110,0 ± 71,8	176,0 ± 100,0	< 0,001*

Die Schwere und Häufigkeit von Bauchschmerzen, Bauchdehnung, die Anzahl von Stuhlgän-
gen/Tag und die allgemeine Zufriedenheit mit Darmsymptomen verbesserte sich im Vergleich
zur Placebo-Gruppe während des ganzen Zeitraums statistisch signifikant (*P<0,001*). Auch

vier Wochen nach der Behandlung war das Bauchschmerzniveau in der Probiotika-Gruppe um 69% reduziert. In der Placebo-Gruppe beobachtete man hingegen eine Reduktion von 47% (58,5 ± 11,1 bis 18,1 ± 15,2 % im Vergleich zu 57,2 ± 10,6 bis 30,2 ± 19,9; $P<0,001$). (Ishaque et al. 2018)

Zu Beginn der Studie klagten 78,5% in der Probiotika-Gruppe und 70,9% in der Placebo-Gruppe über schwere Symptome. Nach fünf Monaten wurden die Patienten erneut befragt. Es hat sich gezeigt, dass im Follow-Up 2,2% aus der Probiotika-Gruppe und 11,7% in der Placebo-Gruppe über schwere Symptome berichteten (Chi-Quadrat-Test, $P<0,001$). (Ishaque et al. 2018)

Die Interventionsstudie von Sisson et al. untersuchte ebenfalls die Wirksamkeit eines Multispezies-Probiotikum auf RDS-Symptome. Hierzu wurden RDS-Patienten aller Subtypen miteinbezogen. 124 Teilnehmer bekamen über zwölf Wochen das Produkt „Symprove" verabreicht. Dies beinhaltete vier verschiedene probiotisch wirksame Stämme mit insgesamt 1 x 10^{10} lebenden Bakterien je 50 ml: *Lactobacillus rhamnosus NCIMB 30174, Lactobacillus plantarum NCIMB 30173, Lactobacillus acidophilus NCIMB 30175* und *Enterococcus faecium NCIMB 30176*. Das Placebo konsumierten 62 Teilnehmer. Die Patienten haben die jeweiligen Produkte jeden Morgen nüchtern zu sich genommen (1 ml/kg KG). Im Gegensatz zu den Präparaten der vorherigen Studien, wurde „Symprove" in flüssiger Form verabreicht. Die jeweiligen RDS-Symptome wurden über IBS-SSS dokumentiert. (Sisson et al. 2014)

Zur Beurteilung der Wirksamkeit des Präparates verwendeten die Autoren eine *Intention-to-Treat-* (ITT), verbunden mit einer *Last Observation Carried Forward* Methodik (LOCF) und ein *Pro-Protocol* Ansatz (PP). Die Ergebnisse der ITT-LOCF-Analyse zeigten eine mittlere Reduktion des IBS-SSS um -63,3 in der Probiotika-Gruppe und -28,1 in der Placebo-Gruppe. Der mittlere Unterschied beträgt -35 (95% KI: -62,3; -7,87) und ist somit statistisch signifikant ($P=0,01$). Schmerzen ($P=0,03$) und Darmgewohnheiten ($P=0,01$) verbesserten sich nach Einnahme des Probiotikum-Präparates signifikant im Vergleich zur Placebo-Gruppe. Blähungen reduzierten sich hingegen in beiden Gruppen kaum. Bei Patienten, die Probiotika einnahmen, zeigte sich eine mittlere Reduktion von -9,3 und bei jenen, die das Placebo erhielten, reduzierte sich der Score um -4,7. Damit zeigte sich kein statistisch signifikanter Unterschied ($P=0,23$). (Sisson et al. 2014)

Signifikante Unterschiede beider Gruppen zeigten sich ausschließlich in Woche 12. Bei Auswertungen des IBS-SSS in Woche 4 und 8 war dies nicht der Fall. Die Follow-Up-Analyse in Woche 16 zeigte ebenfalls keine signifikanten Unterschiede zwischen beiden Gruppen ($P=0,84$). (Sisson et al. 2014)

Mezzasalma et al. untersuchten neben der RDS-Symptomatik zusätzlich die Fäkal-DNA von RDS-Patienten. Dazu wurden zwei verschiedene probiotische Mischungen und ein Placebo über 60 Tage verabreicht. Insgesamt wurden 157 RDS-Patienten des Verstopfungstyps rekrutiert. 30 Tage nach Beendigung der Intervention fand ein Follow-Up statt. (Mezzasalma et al. 2016)

Die Zusammensetzung der probiotischen Mischung war wie folgt: Gruppe 1 (n=53) wurde 2 × 10^9 KBE *Lactobacillus acidophilus* (30 mg lyophilisiert), 2 × 10^9 KBE *Lactobacillus reuteri* (30 mg lyophilisiert), 330 mg Inulin, 5 mg Kieselsäure und 5 mg Talkum verabreicht. Gruppe 2 (n=52) wurde 2 × 10^9 KBE *Lactobacillus plantarum* (12 mg lyophilisiert), 2 × 10^9 KBE *Lactobacillus rhamnosus* (20 mg lyophilisiert), 2 × 10^9 KBE *Bifidobacterium animalis subsp. lactis* (60 mg lyophilisiert), 298 mg Inulin, 5 mg Kieselsäure und 5 mg Talkum verabreicht. Das Placebo (n=52) enthielt 390 mg Inulin, 5 mg Kieselsäure und 5 mg Talkum. (Mezzasalma et al. 2016)

Während des Interventionszeitraums und nach einer 30-tägigen Nachbeobachtungszeit wurden Stuhlproben entnommen und mittels quantitativer Echtzeit-PCR analysiert. Zur Dokumentation der RDS-Symptome haben die Studienteilnehmer täglich einen Fragebogen zu Flatulenzen, Bauchschmerzen, Verstopfung, Bauchkrämpfen und Bauchdehnung ausgefüllt. Für jedes Element bewerteten die Probanden den Schweregrad der Symptome auf einer 10-Punkte-VAS. Die Daten wurden alle zehn Tage als Mittelwerte gewertet. Ein weiterer Fragebogen sollte mögliche Veränderungen der gesundheitsbezogenen Lebensqualität aufzeigen. (Mezzasalma et al. 2016)

In beiden Interventionsgruppen zeigte sich eine signifikante Besserung aller RDS-Symptome. Die Anzahl der Responder war in Gruppe 1 und 2 gegenüber der Placebo-Gruppe bei allen Symptomatiken signifikant (Gruppe 1: 66-78%, Gruppe 2: 78-90%, Placebo: 6-36%; *P<0,001*). Ein Responder wurde definiert als ein Teilnehmer, der über 50% des Interventionszeitraums über eine Verbesserung der Symptome von mindestens 30% berichtete. Zwischen den beiden Probiotika-Gruppen zeigte sich weder klinische noch statistische Signifikanz. (Mezzasalma et al. 2016)

Die Symptomverbesserung blieb im Follow-Up aufrechterhalten. Der Prozentsatz der Responder für jedes klinische Symptom in den Gruppen 1 und 2 war im Vergleich zur Placebo-Gruppe höher (Gruppe 1: 56% bis 74%, Gruppe 2: 76% bis 82% gegenüber 10% bis 40% in der Placebo-Gruppe; *P<0,001*) Es wurden weder statistische noch klinisch signifikante Unterschiede zwischen Gruppe 1 und 2 festgestellt. (Mezzasalma et al. 2016)

Auch die Lebensqualität verbesserte sich nach der Einnahme von Probiotika, wobei zwischen Gruppe 1 und 2 keine signifikanten Unterschiede festzustellen waren. Die Verbesserung von Probanden aus Gruppe 1 und 2 war größer als bei Probanden, die das Placebo erhielten

(Gruppe 1: 22,1 ± 1,0, Gruppe 2: 22,0 ± 0,9 im Vergleich zur Placebo-Gruppe: 28,7 ± 1,2). (Mezzasalma et al. 2016)

Die DNA der untersuchten Stuhlproben zeigte, dass speziesspezifische Sequenzen der verabreichten Probiotika auch in dem Stuhl der Probanden aus Gruppe 1 und 2, nicht jedoch im Stuhl der Placebo-Gruppe aufzufinden waren. Die Menge an *Lactobacillus plantarum, Lactobacillus acidophilus, Lactobacillus rhamnosus und Bifidobacterium animalis subsp. lactis* in der Fäkal-DNA nahm während der Behandlung zu. 30 Tage nach Beendigung der Intervention beobachteten die Autoren, dass *Lactobacillus rhamnosus* und *Lactobacillus plantarum* höhere Konzentrationen als die des Ausgangsniveaus aufwiesen. *Lactobacillus reuteri* reagierte hingegen kaum auf die Intervention. Am Ende der Nachbeobachtungszeit befanden sich gleiche Mengen im Stuhl wie die des Ausgangwertes. Die Konzentration an *Bifidobacterium animalis subsp. lactis* nahm während der Intervention zu, war jedoch nach Ende der Nachbeobachtungszeit in geringerer Menge als vor der Intervention vorhanden. (Mezzasalma et al. 2016)

Auch die Autoren Ki Cha et al. hatten zum Ziel, die Auswirkungen einer Mischung probiotischer Bakterien auf RDS-Symptome und die Zusammensetzung der fäkalen Mikrobiota bei Reizdarmpatienten zu untersuchen. Von den 50 Patienten des Diarrhoe-dominierten Subtypen wurden 25 der Probiotika-Gruppe und 25 der Placebo-Gruppe zugeordnet und konsumierten über acht Wochen zweimal täglich das jeweilige Produkt. Bei dem Probiotikum handelte es sich um eine Mischung aus sieben probiotischen Bakterienspezies: *Lactobacillus acidophilus (KCTC 11906BP), Lactobacillus plantarum (KCTC11867BP), Lactobacillus rhamnosus (KCTC 11868BP), Bifidobacterium breve (KCTC 11858BP), Bifidobacterium lactis (KCTC 11903BP), Bifidobacterium longum (KCTC 11860BP)* und *Streptococcus thermophilus (KCTC 11870BP)*. Insgesamt wurden durch das Präparat 1×10^{10} Zellen pro Tag in Kapselform verabreicht. Das Placebo enthielt lediglich Hilfsstoffe, die von den Autoren nicht benannt wurden. (Ki Cha et al. 2012)

Um mögliche Veränderungen der Symptomatik während der Intervention festzuhalten, wurde täglich ein Fragebogen zu RDS-Symptomen, Stuhlhäufigkeit und -konsistenz beantwortet. Auch in der Nachbeobachtungszeit von zwei Wochen wurden Patienten dazu angehalten, ihre Symptome und Stuhlverhalten weiterhin zu dokumentieren. Außerdem wurden vor und nach der Intervention Stuhlproben gesammelt und mittels Polymerase-Kettenreaktion und Denaturierungsgradientengelelektrophorese (PCR-DGGE) untersucht. (Ki Cha et al. 2012)

Responder waren Patienten, die über 50% des Zeitraums über eine Symptomlinderung berichteten. Sekundäre Endpunkte waren die Wirkung der Präparate auf RDS-D-bezogene Symptome, Stuhlhäufigkeit und -konsistenz sowie QoL. Die folgenden sieben Symptome wurden für neun Wochen (eine Woche Screening und acht Wochen Intervention) untersucht: Bauchschmerzen, Bauchbeschwerden, lockerer/wässriger Stuhl, Dringlichkeit, Schleim im Stuhl, Blähungen und Gasdurchgang. Jedes Symptom wurde täglich mit einer 10-Punkte-VAS aufgezeichnet. Die Stuhlfrequenz wurde aufgezeichnet und die Konsistenz wurde mit BSFS bewertet. (Ki Cha et al. 2012)

Während des Interventionszeitraums und der Nachbeobachtungszeit waren die gesamten Symptome in der Probiotika-Gruppe im Vergleich zur Placebo-Gruppe signifikant gelindert ($P<0,05$). Dabei galten 48% der Interventionsgruppe und hingegen 12% der Placebo-Gruppe als Responder. Damit war auch der Unterschied der beiden Gruppen statistisch signifikant ($P=0,01$). Die einzelnen Symptome veränderten sich weder nach der Probiotikum- noch Placebo-Gabe statistisch signifikant (-33,8 ± 44,6% und -33,3 ± 34,2%, $P=0,96$). (Ki Cha et al. 2012)

Die Konkordanzrate der DGGE-Profile in der Probiotika-Gruppe betrug 69,5 ± 10,5% und 56,5 ± 13,0% in der Placebo-Gruppe. Die statistische Analyse der Konkordanzraten zwischen diesen Gruppen ergab einen signifikanten Unterschied ($P= 0,005$). Die Profile waren somit während des Behandlungszeitraums in der Probiotika-Gruppe stabiler als in der Placebo-Gruppe. (Ki Cha et al. 2012)

In der randomisierten kontrollierten Interventionsstudie von Sun et al. wurden 200 RDS-Patienten, bei denen ein Diarrhoe-dominierter Subtyp diagnostiziert wurde, rekrutiert. Im Gegensatz zu den vorherigen Studien wurde lediglich die Wirkung eines Stammes untersucht. Ziel dieser Studie war es, die Wirkung von *Clostridium butyricum* in Hinblick auf Reizdarmsymptome und das Darmmikrobiom zu untersuchen. (Sun et al. 2018)

105 Teilnehmer bekamen eine Kapsel mit *Clostridium butyricum* ($1,5 \times 10^7$ KBE) und 95 Personen erhielten das Placebo. Alle Patienten nahmen über vier Wochen dreimal täglich drei Kapseln des jeweiligen Präparates ein. Vor und nach der Intervention hat jeder Teilnehmer eine Stuhlprobe abgegeben. Am Ende der vierten Woche besuchten die Teilnehmer die Klinik und zeichneten ihre Symptome, IBS-SSS, IBS-QoL-Score, Stuhlkonsistenz und -häufigkeit sowie unerwünschte Ereignisse in Form von Fragebögen auf und stellten eine weitere Stuhlprobe zur Verfügung. (Sun et al. 2018)

Nach vier Wochen zeigte sich eine signifikante Reduktion des IBS-SSS in der Probiotika-Gruppe im Vergleich zu der Placebo-Gruppe (-62,12 ± 74,00 vs. −40,74 ± 63,67, $P=0,038$). Somit zeigte sich eine allgemeine Verbesserung der RDS-Symptome. Auch die Darmgewohnheiten der Patienten verbesserten sich signifikant in der Probiotika-Gruppe im Vergleich zur Placebo-Gruppe (−20,71 ± 22,10 vs. −12,84 ± 21,48, $P=0,014$). Bei der einzelnen Betrachtung von Schmerz (−22,59 ± 36,62 vs. −16,54 ± 37,12, *P=0,276*) und Blähungen (−5,647 ± 19,18 vs. −4,691 ± 16,21, *P=0,485*) konnten keine signifikanten Unterschiede zwischen den Gruppen festgestellt werden. (Sun et al. 2018)

Ein Responder wurde durch eine Reduzierung des IBS-SSS um ≥ 50 Punkten definiert. Eine ITT-Analyse zeigte eine höhere Responder-Rate in der Interventionsgruppe (44,76% vs. 30,53%, *P=0,042*). Besonders bei Patienten, die zu Anfang über mittelschwere bis schwere Symptome berichteten (IBS-SSS > 175), zeigte sich eine signifikant höhere Responder-Rate in der Probiotika-Gruppe (54,22% vs. 32,91%, *P=0,007*). (Sun et al. 2018)

Insgesamt 164 Patienten (80 in der Placebogruppe, 84 in der Probiotika-Gruppe) bewerteten ihren Stuhl anhand der BSFS. 124 Patienten (58 in der Placebo-Gruppe, 66 in der Probiotika-Gruppe) bewerteten die Stuhlfrequenz zu Studienbeginn und nach der vierwöchigen Intervention. Anhand der BSFS waren keine signifikanten Unterschiede zwischen den beiden Gruppen zu verzeichnen (−1,012 ± 1,078 vs. −0,9000 ± 1,296, *P=0,259*). Die Verbesserung der Stuhlfrequenz war jedoch nach der vierwöchigen Intervention in der Probiotika-Gruppe signifikant überlegen (−1,602 ± 1,416 vs. −1,086 ± 1,644, *P=0,035*). (Sun et al. 2018)

Insgesamt wurden 200 Stuhlproben, die vor der Intervention entnommen wurden und 100 Stuhlproben nach der Intervention (42 in der Placebo-Gruppe, 58 in der Probiotika-Gruppe mit 16s rRNA-Pyrosequenzierung analysiert. Insgesamt wurden 7406811 Sequenzen analysiert und zu 797 OTUs zusammengefasst. Mithilfe des Chao-, Sobs- und Shannon-Index wurde die mikrobielle Diversität untersucht. Es wurden keine signifikanten Unterschiede zwischen den beiden Gruppen gefunden. Der Sobs-Index zeigte jedoch eine erhöhte Tendenz nach der Einnahme von *Clostridium butyricum* (*P=0,063*). (Sun et al. 2018)

Es wurden 45 signifikant veränderte OTUs nach der vierwöchigen Intervention zwischen beiden Gruppen gefunden. *Clostridium sensu stricto* war eines der am stärksten veränderten OTUs. Zu Studienbeginn wurde keine Signifikanz zwischen Placebo-Gruppe und Probiotika-Gruppe beobachtet (0,0006118 ± 0,001396 vs. 0,001860 ± 0,004609, *P=0,572*). Nach der Intervention beobachteten die Autoren eine signifikante Reduktion von *Clostridium sensu stricto* in der Interventionsgruppe (−0,0007532 ± 0,005059 vs. 0,01950 ± 0,007487, *P=0,023*). (Sun et al. 2018)

In der Studie von Le Nevé et al. wurden die Probiotika in Form eines FMP verabreicht. Das Ziel dieser randomisierten, kontrollierten Studie war es, die Wirkung eines FMP auf gastrointestinale Symptome, ausgeatmetes H_2 und CH_4 bei Patienten mit RDS zu bewerten. (Le Nevé et al. 2019)

Zuerst haben die Studienteilnehmer 35 Tage auf den Konsum von Probiotika verzichtet. Daraufhin haben nüchterne Probanden 400ml einer flüssigen Mahlzeit (Nutridrink®, 1,5 kcal/ml, 16% Proteine, 49% Kohlenhydrate, 35% Fett, glutenfrei, Lactose<0.025g/100ml, 25g Lactulose) konsumiert. Die Intensität von acht gastrointestinalen Symptomen, die Menge des ausgeatmeten H_2 und CH_4 wurden vor, während und vier Stunden nach der Nahrungsaufnahme untersucht. Um die Schwere des RDS zu ermitteln, wurden während der Auswaschperiode einige Tests durchgeführt: IBS-SSS-, HAD-, PHQ-15- Fragebogen, OATT (Oroanaler Transitzeittest) sowie ein viertägiges Ernährungstagebuch. (Le Nevé et al. 2019)

Daraufhin wurden 106 RDS-Patienten im Verhältnis 1:1 randomisiert. Eine Gruppe erhielt über 14 Tage zweimal täglich 125ml eines FMP mit *Bifidobacterium animalis subsp lactis CNCM I-2494*, *Lactobacillus bulgaricus CNCM I-1632* und *CNCM I-1519*, *Streptococcus thermophilus CNCM I-1630* und *Lactococcus lactis subsp lactis CNCM I-1631*. Die Kontrollgruppe erhielt ein Kontrollprodukt. Dieses war weder fermentiert, noch enthielt es probiotisch wirksame Bakterien. Nach der Intervention wurde erneut eine Stuhlprobe abgegeben und ein Atemtest durchgeführt. Ein Follow-Up wurde zwei Wochen nach Beendigung der Intervention durchgeführt. (Le Nevé et al. 2019)

Nach der 14-tägigen Intervention wurde kein signifikanter Unterschied zwischen der FMP-Gruppe und Kontrollgruppe in Bezug auf gastrointestinale Symptome oder Atemgas festgestellt. Schließlich wurde eine Post-hoc-Stratifizierung durchgeführt. Dafür wurden die Probanden mit H_2-Werten über 10ppm (n=67) und niedrigeren H_2-Werten unter 10ppm (n=33) in zwei Gruppen eingeteilt und einer Post-hoc-Analyse unterzogen. Bei Teilnehmern, die der „high H_2"-Gruppe zugehörig waren, zeigte sich eine signifikante Reduktion der H_2-Werte nach der FMP-Intervention ($P=0,002$). Auch der Nüchternwert von H_2 war signifikant reduziert ($P=0,004$). (Le Nevé et al. 2019)

Um die Auswirkung der Intervention auf das Darmmikrobiom zu untersuchen, wurden die Stuhlproben der Probanden mittels 16S rRNA-Sequenzierung untersucht. Sechs Gattungen wurden als dominant identifiziert. Dazu gehörten *Bacteroides*, *Prevotella*, *Ruminococcaceae Incertae Sedis*, *Blautia*, *Faecalibacterium* und *Bifidobacterium*. Nach der Intervention konnte man keine signifikanten Veränderungen der dominanten Gattungen feststellen. Daraufhin wurde die Veränderung der Darmmikrobiota auf niedrigerer taxonomischer Ebene (OTU) untersucht. Dabei gehörten 14 von 21 erhöhten OTU's dem *Firmicutes*-Stamm an. Bei Betrachtung der „high H_2"- und „low H_2"-Produzenten zeigten sich signifikante Unterschiede. *Prevotella* und *Bacteroides* unterschieden sich signifikant ($P<0,05$). Vor der Intervention war das Verhältnis von *Prevotella/Bacteroidetes* zudem bei „high H_2"-Produzenten höher ($P<0,05$). Nach der 14-tägigen Intervention kam es in der FMP-Gruppe zu einer Verringerung des *Prevotella/Bacteroides*-Verhältnisses. Bei „high H_2"-Produzenten wurde durch den Konsum des FMP sechs von sieben OTU's, die der Familie *Prevotellaceae* angehören, runterreguliert. Dominante Vertreter der *Bacteroidaceae* wurden dabei hochreguliert. (Le Nevé et al. 2019)

Bogovič Matijašić et al. untersuchte den Einfluss einer synbiotischen fermentierten Milch auf die Zusammensetzung der fäkalen Mikrobiota. Die 30 Probanden wurden dem Obstipationsdominierten Typ zugeordnet. Dabei wurden elf Teilnehmer der Synbiotika-Gruppe und 19 der Placebo-Gruppe zugeordnet.

Zuerst haben sich die Teilnehmer einer zweiwöchigen Auswaschperiode unterzogen, wobei sie keine pro- oder präbiotischen Produkte verzehren durften. Daraufhin folgten eine vierwöchige Interventionsphase und eine zweiwöchige Follow-Up Periode. (Bogovič Matijašić et al. 2016)

Probanden aus der Synbiotika-Gruppe konsumierten *Lactobacillus acidophilus La-5* (durchschnittlich 1,8 × 10^7 KBE/g), *Bifidobacterium animalis ssp. lactis BB-12* (durchschnittlich 2,5 × 10^7 KBE/g) und 2% Ballaststoffe (90% Inulin, 10% Oligofructose) in Form einer synbiotischen fermentierten Milch. Neben den probiotischen Stämmen enthielt das FMP die Starterkultur *Streptococcus thermophilus*. Das Placebo war eine wärmebehandelte fermentierte Milch ohne probiotische Bakterien und Ballaststoffe. Alle Teilnehmer konsumierten zweimal täglich 180g. (Bogovič Matijašić et al. 2016)

Nach der Auswaschperiode (Probe 1), nach der Intervention (Probe 2) und nach einer Woche der Follow-Up Periode (Probe 3) wurden Stuhlproben gesammelt und anschließend untersucht. Mittels RAPD-Profiling wurde bei 20 zufällig ausgewählten Stuhlproben (acht aus der synbiotischen- und zwölf aus der Placebo-Gruppe) das Vorhandensein lebender Stämme, die La-5 und BB-12 ähneln, untersucht. Außerdem wurde der Stuhl einer Echtzeit-PCR Analyse und 16s rRNA Sequenzierung unterzogen. (Bogovič Matijašić et al. 2016)

Nach der vierwöchigen Intervention war in der Synbiotika-Gruppe ein statistisch signifikanter Anstieg der *Lactobacillus acidophilus La-5*-ähnlichen Bakterien (Wilcoxon-Vorzeichen-Rang-Test, $P=0,015$) zu verzeichnen. In der Synbiotika-Gruppe war außerdem der Gehalt an *Lactobacillus acidophilus La-5* im Verhältnis zu anderen Bakterien ($P=0,003$) und der *Lactobacillus* Gattung ($P=0,021$) signifikant erhöht. Im Vergleich zur Placebo-Gruppe zeigten sich statistisch signifikante Erhöhungen der *Lactobacillus acidophilus La-5*-ähnlichen Bakterien (Mann-Whitney U-Test, $P<0,001$) und ein Anstieg der *Lactobacillus* Gattung ($P=0,0502$, nicht signifikant). Des Weiteren ist der Gehalt an *Bifidobacterium animalis ssp. lactis* signifikant angestiegen (Wilcoxon-Vorzeichen-Rang-Test, $P=0,003$). Bei Betrachtung des Verhältnisses aller Bakterien zu *Bifidobacterium animalis ssp. lactis* zeigte sich ein signifikanter Anstieg von *Bifidobacterium animalis ssp. lactis* ($P=0,003$). Gegenüber der *Bifidobacterium* Gattung konnte dies nicht gezeigt werden. *Bifidobacterium animalis ssp. lactis* war außerdem nach der Intervention im Vergleich zur Placebo-Gruppe signifikant erhöht (Mann-Whitney U-Test, *P<0,001*). (Bogovič Matijašić et al. 2016)

Die Untersuchung nach dem einwöchigen Follow-Up ergab, dass der Gehalt an *Lactobacillus acidophilus La-5* und an *Bifidobacterium animalis ssp. lactis* sich wieder nahe dem Ausgangsniveau befand. (Bogovič Matijašić et al. 2016)

Mittels 16S rRNA-Sequenzierung wurde festgestellt, dass sich die fäkale Mikrobiota durch die Intervention mit synbiotischer fermentierter Milch nicht signifikant verschoben hat. Lediglich der Gehalt an *Streptococcus thermophilus* war in der Synbiotika-Gruppe (*P=0,037*) und in der Placebo-Gruppe (*P=0,005*) nach der Intervention vorübergehend erhöht. (Bogovič Matijašić et al. 2016)

Die Interventionsstudie von Veiga et al. untersuchte, wie auch die von Bogovič Matijašić et al., inwiefern ein FMP das Darmmikrobiom von Reizdarmpatienten modulieren kann. Dafür wurden 28 Probanden herangezogen, die dem RDS-O-Typ zugehörig waren. Die Studienteilnehmer waren ausschließlich Frauen. (Veiga et al. 2014)

Nach einer 11-tägigen Auswaschperiode wurde 13 Teilnehmern ein fermentiertes Milchprodukt und 15 Teilnehmern ein angesäuertes Milchprodukt (MP) verabreicht. Das FMP beinhaltete $1,25 \times 10^{10}$ KBE/Portion *Bifidobacterium animalis subsp. lactis CNCM I-2494, Streptococcus thermophilus CNCM I-1630 Lactobacillus delbrueckii subsp. bulgaricus CNCM I-1632 und CNCM I-1519* und *Lactococcus lactis CNCM I-1631*. Beide Produkte wurden zweimal täglich (125g/ Portion) über vier Wochen verzehrt. Andere Milchprodukte und Probiotika wurden von der Diät ausgeschlossen. (Veiga et al. 2014)

Um die Auswirkungen des FMP auf das Darmmikrobiom zu bewerten, wurde vor und nach der Intervention Stuhlproben gesammelt. Die fäkale DNA wurden mittels SOLiD v4-Sequenzierung, beruhend auf dem Prinzip der Zwei-Basen-Sequenzierung, extrahiert und sequenziert. Diese Daten wurden mit dem menschlichen Darmmikrobiom-Katalog verglichen. Aufgrund der Datenkomplexität wurden ausschließlich von der Intervention modulierte Arten betrachtet. 1320 Gene wurden durch das fermentierte Milchprodukt moduliert und 641 durch das angesäuerte Milchprodukt. Für signifikant modulierte Gene wurde ein Mann-Whitney-Test durchgeführt. Zur Quantifizierung von FMP-Arten wurde der Katalog von 3,3 Millionen Genen durch die nicht redundanten Gene (n = 9030) der FMP-Genome ergänzt. (Veiga et al. 2014)

Nach der Intervention waren die FMP-Spezies *Bifidobacterium animalis subsp. lactis CNCM I-2494, Streptococcus thermophilus CNCM I-1630 Lactobacillus delbrueckii subsp. bulgaricus CNCM I-1632 und CNCM I-1519* und *Lactococcus lactis CNCM I-1631* in den Stuhlproben signifikant erhöht ($P<0,001$). Dabei war *Bifidobacterium lactis CNCM I-2494* dominant. Unbekannte Arten wurden als *MGS* (MetaGenomicSpecies) bezeichnet und mit einer individuellen Nummer versehen. Der Konsum von FMP erhöhte zudem *MGS126, MGS203* ($P<0,5$), *MGS106, MGS109* und *Bifidobacterium dentium* ($P<0,001$). Im Gegensatz dazu wurde nach dem Konsum von FMP eine geringere Anzahl an *Parabacteroides distasonis, Bilophila wadsworthia* und *Clostridium sp. HGF2* ($P<0,5$) festgestellt. In der Kontrollgruppe wurde keine signifikante Veränderung der im FMP zugesetzten Bakterien beobachtet. Dafür wurde das Vorkommen von *MGS204* ($P<0,5$) und *Haemophilus parainfluenzae* ($P<0,001$) signifikant reduziert. (Veiga et al. 2014)

Weitere Untersuchungen ergaben, dass die Einnahme des FMP die Produktion von Butyrat potenzieren kann. Die bisher nicht charakterisierten Butyratproduzenten *MGS126* und *MGS203* erhöhten sich durch die FMP-Intervention (Wilcoxon-Paartest, Daten nicht verfügbar). Im Gegensatz zu *MGS126* war *MGS203* jedoch nicht signifikant erhöht ($P<0,10$). Diese Ergebnisse wurden *in vitro* bestätigt. Mit einem *ex vivo* humanen Dickdarmfermenter (SHIME ® PRODIGEST) wurden fäkale Mikrobiota von zwei gesunden menschlichen Spendern untersucht. Butyrat, Propionat und Gesamt-SCFA waren nach der Zugabe von FMP signifikant erhöht ($P<0,001$, ANOVA). (Veiga et al. 2014)

5 Diskussion

In dieser Arbeit wurde die Wirksamkeit verschiedener probiotischer Kulturen auf reizdarmtypische Symptome untersucht. Dabei wurden einzelne Spezies bzw. Stämme, aber auch Multispezies-Probiotika verabreicht. Die Darreichungsform unterschied sich ebenfalls. Einige Studien verabreichten Probiotika in Kapselform, wohingegen andere in Form eines FMP zu sich genommen wurden.

5.1 Wirksamkeit von Probiotika

Die Ergebnisse der Interventionsstudien deuten auf eine positive Wirkung von Probiotika hin. Es zeigt sich, dass besonders Abdominalschmerzen, welche ein zentrales Symptom darstellen, deutlich gelindert werden. Da Schmerzen oft als das wichtigste Einzelsymptom angesehen werden, sind sie ein gutes Merkmal für den allgemeinen Gesundheitszustand des Patienten. Eine Schmerzreduktion ist bei der Gabe von einzelnen probiotischen Spezies, sowie Multispezies-Probiotika zu beobachten. *Bifidobacterium bifidum MIMBb75*, *Lactobacillus rhamnosus GG* und *Lactobacillus plantarum 299v* erzielten signifikante Verbesserungen der Schmerzsymptomatik im Vergleich zur Placebo-Gruppe.

Eine aktuelle Studie von Andresen et al. bestätigt die Effektivität von *Bifidobacterium bifidum MIMBb75* (Andresen et al. 2020). Die Wirksamkeit eines hitzeinaktivierten Produktes lässt zudem vermuten, dass eine Verabreichung von lebenden Produkten nicht notwendig ist.

Bei *Lactobacillus plantarum 299v* ist die Studienlage jedoch uneinheitlich. Die Ergebnisse von Ducrotté et al. lassen darauf schließen, dass *Lactobacillus plantarum 299v* eine erfolgreiche Bakterienspezies zur Therapie von Abdominalschmerzen bei RDS-Patienten ist, wohingegen Stevenson et al. keine signifikante Schmerzlinderung feststellen konnte (Ducrotté et al. 2012; Stevenson et al. 2014). Ein Auszug aus der deutschen Liste nach Art. 13 Abs. 2 der Verordnung (EG) Nr. 1924/2006 besagt, dass *Lactobacillus plantarum 299v* für „eine ausgeglichene Darmflora" sorgt, was die positiven Eigenschaften unterstreicht.

Pedersen et al. zeigen eine signifikante Schmerzreduktion durch die Supplementation von *Lactobacillus rhamnosus* (Pedersen et al. 2014). Dabei muss darauf hingewiesen werden, dass es sich um eine nicht verblindete Studie handelte. Möglicherweise hat dies zu einer Verzerrung aufgrund des Placebo-Effektes geführt.

Han et al. haben herausgefunden, dass *Lactobacillus rhamnosus GG in vitro* die epitheliale Barriere der Darmschleimhaut stärkt und die Tight-Junction-Expression normalisiert (Han et al. 2019). Auch wenn die Mechanismen nicht vollständig verstanden sind, geht man davon aus, dass probiotische *Lactobacillus*-Stämme dazu in der Lage sind, die epitheliale Barrierefunktion zu verbessern (Dai et al. 2012; Hummel et al. 2012). Da bei RDS-Patienten oftmals eine erhöhte Schleimhautpermeabilität nachgewiesen wird, kann dies einen entscheidenden Wirkmechanismus darstellen.

Mezzasalma et al. kombinierte *Lactobacillus plantarum* und *Lactobacillus rhamnosus* mit *Bifidobacterium lactis* und erzielte mit der Gabe eines Multispezies-Probiotikum noch stärkere signifikante Ergebnisse (*P<0,001*). Ähnliche Erfolge haben die Autoren mit der Gabe von *Lactobacillus acidophilus* und *Lactobacillus reuteri* erzielt. Neben der Kombination verschiedener probiotischer Stämme wurde hierbei zusätzlich Inulin verabreicht. (Mezzasalma et al. 2016)

Inulin gilt als Präbiotikum, was in Kombination mit probiotischen Mikroorganismen die höhere Wirksamkeit erklären kann. Das Präbiotikum wird im Kolon fermentiert und führt so zu einer erhöhten Gasbildung. Neben den positiven gesundheitlichen Auswirkungen, wie die Erhöhung von *Bifidobacterium* im Darmmikrobiom, kann Inulin somit abdominale Symptome hervorrufen (Goetze et al. 2008). Demnach ist Vorsicht bei der Einnahme von Inulin geboten, da es die Symptome in akuten Schmerzphasen womöglich verschlimmert.

Die Wirksamkeit eines Multispezies-Probiotikums mit verschiedenen *Lactobacillus*- und *Bifidobakterium*-Stämmen zur Behandlung von Abdominalschmerzen wurden durch andere Studien bestätigt (Sisson et al. 2014; Ishaque et al. 2018). Die verschiedenen Stämme wirken unterschiedlich auf den Magen-Darm-Trakt, sodass Reizdarmpatienten von synergistischen Effekten profitieren können. Aufgrund dessen kann man jedoch keine Aussagen über die Wirkung der einzelnen Spezies treffen. Weiterhin problematisch ist, dass es für die jeweilige Mixtur nur eine Studie gibt, sodass eine Bestätigung der Ergebnisse durch andere Literatur nicht möglich ist.

Die Ergebnisse lassen darauf schließen, dass Arten der Gattung *Lactobacillus* und *Bifidobacterium* gute Erfolge bei der Reduktion von Abdominalschmerzen erzielen.

Neben den bereits genannten Arten lindert *Saccharomyces cerevisiae CNCM I-3856* ebenfalls Abdominalschmerzen und -beschwerden (Pineton de Chambrun et al. 2015). Die prokinetische Wirkung von *Saccharomyces cerevisiae CNCM I-3856* wurde bereits in verschiedenen Studien nachgewiesen. Studien haben auch gezeigt, dass die probiotische Hefe eine einzigartige analgetische Wirkung hat. (Rousseaux et al. 2010; Gayathri et al. 2020)

Aufgrund dieser Wirkmechanismen gilt die probiotische Hefe als ein vielversprechender Kandidat zur Behandlung von Abdominalschmerzen bei RDS-Patienten.

Durch die Gabe von *Clostridium butyricum* konnte man keine derartigen Effekte feststellen. Es verbesserten sich die RDS-Symptome allgemein, jedoch war keine signifikante Schmerzreduktion im Vergleich zur Placebo-Gruppe festzustellen (Sun et al. 2018) . In der Studie von Sun et al. wurden lediglich Probanden mit einem Diarrhoe-dominierten RDS rekrutiert (Sun et al. 2018). Die Wirksamkeit bei anderen Subtypen ist demnach nicht bekannt, da die Studienlage dazu unzureichend ist.

Flatulenzen gelten als eines der Leitsymptome von Reizdarmpatienten. Die Studienlage zur Wirksamkeit von Probiotika zur Reduktion von Flatulenzen ist uneinheitlich. Wie auch bei Abdominalschmerzen konnten *Lactobacillus plantarum 299v* und *Bifidobacterium bifidum MIMBb75* eine signifikante Verbesserung der Symptomatik erzielen (Guglielmetti et al. 2011; Ducrotté et al. 2012). Dieses Ergebnis konnte mit einem Multispezies-Probiotikum, welches neben *Lactobacillus plantarum NCIMB 30173* drei weitere probiotisch wirksame Mikroorganismen beinhaltete, nicht erzielt werden (Sisson et al. 2014). Yoon et al. konnte durch eine Mischung aus *Bifidobacterium longum, Bifidobacterium bifidum, Bifidobacterium lactis, Lactobacillus acidophilus, Lactobacillus rhamnosus* und *Streptococcus thermophilus* eine signifikante Symptomlinderung erzielen (Yoon et al. 2014). Jedoch ist auch dieses Ergebnis nicht repräsentativ, da keine signifikanten Unterschiede zur Placebo-Gruppe bestehen (*P=0,86*). Bei Patienten mit RDS-D konnte man durch die Gabe von *Clostridium butyricum* ebenfalls keine signifikanten Unterschiede zwischen den Gruppen feststellen (Sun et al. 2018).

Interessanterweise konnte in der Studie von Mezzasalma et al. eine signifikante Reduktion der Flatulenzen durch jeweils zwei verschiedene probiotische Arten erzielt werden (Mezzasalma et al. 2016). Da die Autoren ausschließlich Patienten mit RDS-O rekrutierten, lässt darauf schließen, dass die Behandlung von Flatulenzen durch Probiotika bei dieser Typisierung besonders wirksam ist. Die Studie von Spiller et al. bestätigt diese Hypothese. In einer Analyse der RDS-Subtypen zeigten sich signifikante Verbesserungen der Flatulenzen durch *Saccharomyces cerevisiae I-3856* ausschließlich bei RDS-O (Spiller et al. 2016). Bei 70% der Patienten mit RDS-O gehen Flatulenzen mit einer abdominellen Distention einher (Houghton et al. 2006). Die genauen Mechanismen sind unklar. Möglicherweise liegt bei diesen Patienten ein verlangsamter Dickdarmtransit zugrunde. Die Einnahme von *Bifidobacterium lactis DN-173 010* führte zu einer signifikanten Beschleunigung des Dünndarm- und Dickdarmtransit, sowie einer Reduktion von Flatulenzen und abdomineller Distention bei RDS-O-Patienten (Agrawal et al. 2009). Aufgrund dessen kann man davon ausgehen, dass *Bifidobacterium* und *Saccharomyces* wirksam Flatulenzen und abdominelle Distention reduzieren.

Neben den bereits erwähnten Symptomen klagen RDS-Patienten über veränderte Stuhlgewohnheiten. Diese variieren je nach Subtyp. Die Stuhlform und -konsistenz verändert sich in einem Großteil der Studien weder durch probiotische Bakterien noch Hefen signifikant (Guglielmetti et al. 2011; Pedersen et al. 2014; Pineton de Chambrun et al. 2015). Die Ergebnisse stimmen mit anderen Studien überein (Kajander et al. 2008; Yoon et al. 2014; Gomi et al. 2015). Es zeigte sich aber, dass Probiotika durchaus dazu in der Lage sind, die Stuhlfrequenz positiv zu beeinflussen (Ducrotté et al. 2012; Ishaque et al. 2018; Sun et al. 2018).

Pedersen et al. zeigen, dass eine FODMAP-arme Diät effektiver zur Behandlung von Stuhlge-wohnheiten ist (Pedersen et al. 2014). Der Konsum von kurzkettigen Kohlenhydratverbindun-gen führt zu einem vermehrten osmotischen Einstrom von Flüssigkeit in den Dickdarm, was wiederum Diarrhoen auslösen kann (Barrett et al. 2010). Diese Form von Eliminationsdiät eig-net sich daher besonders für RDS-Patienten mit Diarrhoen. Des Weiteren kommt es zu einem bakteriellen Abbau von FODMAPs im Dickdarm und damit einhergehender Gasbildung (Barrett et al. 2010). Aufgrund dessen kann eine FODMAP-arme Diät auch bei Patienten mit Obstipations-dominierter Symptomatik hilfreich sein.

Die Effektivität einer FODMAP-armen Diät ist durch eine Reihe von Studien bestätigt (Halmos et al. 2014; Rao et al. 2015). Darüber hinaus empfiehlt die S3-Leitlinie „Reizdarmsyndrom" ebenfalls eine Low-FODMAP Diät als unterstützende diätetische Maßnahme (Layer et al. 2021).

Allgemein zeigen die Ergebnisse, dass sich häufig der Gesamtschweregrad (bzw. IBS-SSS) verbessert, aber nicht die einzelnen Symptome (Ki Cha et al. 2012; Sun et al. 2018). Doch auch ein reduzierter Gesamtschweregrad lindert den Leidensdruck der Patienten. Eine Viel-zahl von Studien zeigt, dass die Einnahme von Probiotika die gesundheitsbezogene Lebens-qualität erhöht (Ki Cha et al. 2012; Mezzasalma et al. 2016; Ishaque et al. 2018). Aufgrund der Verknüpfung psychosozialer und physiologischer Faktoren über die Darm-Hirn-Achse kann die gewonnene Lebensqualität sich wiederum positiv auf RDS-Symptome auswirken.

Ein wichtiger Punkt zur Beurteilung der Wirksamkeit verschiedener Probiotika ist der Interven-tionszeitraum. Guglielmetti et al. zeigten bereits nach einem Monat eine signifikante Verbes-serung der RDS-Symptomatik, wohingegen in manchen Studien erst nach zwei Monaten sig-nifikante Ergebnisse erzielt wurden (Guglielmetti et al. 2011; Pineton de Chambrun et al. 2015). Eine genaue Empfehlung zum Einnahmezeitraum kann man aus den behandelten Da-ten somit nicht ableiten. Da eine Einnahme über zwei Wochen unwirksam war, ist eine Supp-lementierung von mindestens vier Wochen möglicherweise sinnvoll (Le Nevé et al. 2019). Ein längerer Interventionszeitraum deutet außerdem auf eine anhaltende Symptomverbesserung, auch nach Beendigung der Probiotika-Einnahme, hin. Ishaque et al. konnten durch eine 16-wöchige Intervention, auch einen Monat später, signifikante Verbesserungen feststellen (Ishaque et al. 2018).

Die Dauer der Intervention variiert ebenso, wie die Dosierung des verwendeten Probiotikums." Dabei ist die erforderliche Dosis abhängig von dem jeweiligen Stamm und Produkt. Die meis-ten probiotischen Präparate enthalten 1 bis 10 Milliarden KBE/ Dosis. Einige Produkte haben sich in niedrigeren Mengen als wirksam erwiesen, während andere wesentlich höher dosiert werden müssen. (Guarner et al. 2012)

Aufgrund dessen kann keine allgemeine Dosis empfohlen werden. Die Dosis muss individuell, unter Berücksichtigung des jeweiligen Probiotikums und des Patienten, bestimmt werden.

Aufgrund der Vielfalt der verfügbaren probiotischen Präparate, die von FMP bis hin zu lyophilisierten Formen reichen und sowohl einzelne als auch mehrere Arten verschiedener Bakterien enthalten, gestaltet sich eine Vergleichbarkeit der einzelnen Studienergebnisse als schwierig. Darüber hinaus gibt es große Unterschiede im Studiendesign und in der Qualität dieser Studien. Zum Beispiel sind einige Studien durch eine geringe Anzahl an Teilnehmern limitiert. Des Weiteren verwenden verschiedene Studien unterschiedliche Instrumente zur Erfassung des Gesundheitsstatus. Einige Studien umfassen nur einen Subtyp (RDS-O oder RDS-D), wohingegen andere alle Subtypen berücksichtigen. In dieser Arbeit wurden bewusst alle Subtypen miteinbezogen. Studien berichten, dass der Subtyp einiger RDS-Patienten im Laufe der Zeit variiert (Engsbro et al. 2012). Eine Empfehlung zur Probiotika-Gabe hinsichtlich des Subtyps gestaltet sich auf Basis der bisherigen Studienlage demnach als schwierig.

In den untersuchten Studien wurden keine schwerwiegenden Nebenwirkungen in Zusammenhang mit der Einnahme der aufgeführten Probiotika festgestellt. Die Einnahme von *Lactobacillus*- und *Bifidobacterium*-Stämmen wurden in zahlreichen Studien als sicher eingestuft und von Erwachsenen durchweg gut vertragen (Didari et al. 2014). *Saccharomyces boulardii* führte bei einigen Kindern oder kritisch kranken Patienten zu Nebenwirkungen wie Fungämie (Perapoch et al. 2000; Lherm et al. 2002). Aufgrund dessen sollte bei diesen Personengruppen von einer Einnahme von *Saccharomyces* abgesehen werden. Allgemein sollten Probiotika jederzeit als Arzneimittel und nicht als Nahrungsergänzungsmittel betrachtet werden.

5.2   Veränderung des Darmmikrobioms durch Probiotika

Zahlreiche Studien haben herausgefunden, dass sich das Darmmikrobiom von Reizdarmpatienten sowohl qualitativ als auch quantitativ von Gesunden unterscheidet. Die mikrobielle Vielfalt ist bei Betroffenen oft verringert (Carroll et al. 2012). Verminderte Spiegel von fäkalen Laktobazillen und Bifidobakterien und eine höhere Anzahl anaerober Organismen wie *Clostridium* konnten festgestellt werden (Krogius-Kurikka et al. 2009; Lee und Lee 2014; Jeffery et al. 2020).

Der Gehalt an *Bacteroides* ist bei Reizdarmpatienten stark verringert, die Anzahl an *Firmicutes* ist hingegen erhöht (Krogius-Kurikka et al. 2009; Rajilić-Stojanović et al. 2011).

Die untersuchten Studien haben gezeigt, dass durch eine Supplementation von Probiotika mit *Lactobacillus*- und *Bifidobacterium*-Stämmen eine erhöhte Konzentration der jeweiligen Stämme induziert werden konnte (Veiga et al. 2014; Bogovič Matijašić et al. 2016; Mezzasalma et al. 2016). Mehrere Studien konnten diese Ergebnisse bestätigen (Kajander et al. 2007; Francavilla et al. 2019). Dies ist ein Indiz dafür, dass probiotische Mikroorganismen die Passage durch den Gastrointestinaltrakt überleben und ihre vorteilhaften Wirkungen im Darm entfalten können.

Die zugeführten Probiotika sind Teil des transienten Mikrobioms. Als Voraussetzung für die Besiedlung des Mikrobioms gilt die Adhäsion an der Darmschleimhaut. Bereits im Jahr 1996 haben Adlerberth et al. Adhäsionsmechanismen von Lactobacillus plantarum 299v unter Verwendung von Mannose-Bindungsstellen an den Schleimhautzellen entdeckt (Adlerberth et al. 1996). *Bifidobacterium bifidum MIMBb75* besitzt ebenfalls die Fähigkeit, am Darmepithel zu haften (Guglielmetti et al. 2008). Auch wenn nicht alle Adhäsionsmechanismen vollständig geklärt sind, deuten Studien darauf hin, dass besonders *Lactobacillus- und Bifidobacterium-*Stämme über vielfältige Mechanismen zur Anhaftung an der Darmschleimhaut verfügen (Collado et al. 2005). Eine Supplementation von *Lactobacillus-* und *Bifidobacterium-*Stämmen scheint somit eine geeignete Lösung zu sein, um die Konzentration dieser zu erhöhen und das intestinale Gleichgewicht wiederherzustellen.

In der Studie von Mezzasalma et al. zeigte sich, dass *Lactobacillus rhamnosus* und *Lactobacillus plantarum* auch nach Beendigung der Supplementation erhöhte Konzentrationen in der Fäkal-DNA aufwiesen (Mezzasalma et al. 2016). Der Gehalt an *Lactobacillus acidophilus* und *Bifidobacterium animalis ssp. lactis* verringerte sich dagegen nach Absetzen des Probiotikums (Bogovič Matijašić et al. 2016; Mezzasalma et al. 2016). Hierbei wird deutlich, dass eine Ansiedlung im Darmmikrobiom nach Beendigung der Einnahme nur schwer möglich ist. Ein möglicher Grund hierfür ist die Kolonisationsresistenz der kommensalen Mikrobiota. Da probiotische Mikroorganismen aufgrund verschiedener Adhäsions- und Wirkmechanismen stammspezifisch sind, kann man keine allgemeine Aussage zur Besiedlung des Darmmikrobioms treffen.

Durch die Einnahme von Probiotika zeigte sich weder eine signifikante Verschiebung der fäkalen Mikrobiota, noch signifikante Veränderungen der dominanten Gattungen (*Bacteroides, Prevotella, Ruminococcaceae Incertae Sedis, Blautia, Faecalibacterium* und *Bifidobacterium*) (Bogovič Matijašić et al. 2016; Le Nevé et al. 2019). Dies ist nicht verwunderlich, wenn man die supplementierten Mengen mit der Vielfalt des Darmmikrobioms vergleicht. Darüber hinaus wurden die untersuchten Stämme höchstens 60 Tage verabreicht. Möglicherweise hätten eine höhere Dosis und eine längere Interventionsdauer zu einer signifikanten Veränderung der Darmmikrobiota geführt.

Studien zeigen, dass Probiotika durchaus in der Lage sind, die Stabilität der Darmmikrobiota zu erhöhen (Unno et al. 2015). Ki Cha et al. erzielten mit der Gabe einer probiotischen Mischung eine höhere Konkordanzrate, was auf eine stabilere Zusammensetzung der Mikrobiota hindeutet (Ki Cha et al. 2012). Dieses Ergebnis stimmt mit dem von Kajander et al. überein (Kajander et al. 2007). Die Autoren konnten durch eine probiotische Mischung aus *Lactobacillus rhamnosus* GG, *Lactobacillus rhamnosus* LC705, *Propionibacterium freudenreichii ssp. shermanii* JS und *Bifidobacterium animalis ssp. lactis* BB12 einen erhöhten Ähnlichkeitsindex der Darmmikrobiota beobachten (Kajander et al. 2007). Die Einnahme von *Clostridium butyricum* führte in der Studie von Sun et al. zu einer Erhöhung des Sobs-Index ($P=0,063$) und korreliert demnach mit einer höheren mikrobiellen Vielfalt (Sun et al. 2018).

Sun et al. haben außerdem durch die Supplementation von *Clostridium butyricum* eine Reduktion von *Clostridium sensu stricto* feststellen können. Da eine Korrelation zwischen *Clostridium sensu stricto* und viszeraler Überempfindlichkeit vermutet wird, kann dies einen entscheidenden Mechanismus in der Behandlung des RDS darstellen (Li et al. 2020). Zudem gelten Clostridien als primäre Butyratproduzenten. Veiga et al. konnten durch die Gabe von *Bifidobacterium lactis* CNCM I-2494, *Streptococcus thermophilus* CNCM I-1630, *Lactococcus lactis* CNCM I-1631 und *Lactobacillus bulgaricus* CNCM I-1632 eine Erhöhung potenzieller Butyratproduzenten induzieren. Die Autoren beobachteten *in vitro*, dass die Zugabe des FMP zu einem signifikanten Anstieg von Butyrat, Propionat und der gesamten kurzkettigen Fettsäuren führte. (Veiga et al. 2014)

Kurzkettige Fettsäuren wie Butyrat haben diverse Vorteile und spielen eine wichtige Rolle bei der Darmfunktion. Butyrat fördert die epitheliale Barrierefunktion, wirkt entzündungshemmend und gilt als Hauptenergiequelle von Kolonozyten (Parada Venegas et al. 2019).

Durch ein FMP konnte außerdem der Gehalt an *Bilophila wadsworthia* reduziert werden (Veiga et al. 2014). *Bilophila wadsworthia* führt *in vitro* zu erhöhten Serumentzündungsfaktoren, einschließlich Serumamyloid A und Interleukin-6 und gilt als entzündungsfördernder Pathobiont (Feng et al. 2017). Da das RDS häufig mit unterschwelligen Entzündungen korreliert, können diese induzierten Veränderungen der Darmmikrobiota entscheidende Mechanismen zur Symptomlinderung darstellen.

Bei den untersuchten Studien muss man einige Limitationen nennen. Studien, die eine Mikrobiomanalyse durchgeführt haben, beschränken sich auf eine geringe Anzahl von Probanden. Zudem sind in der Studie von Veiga et al. ausschließlich Frauen rekrutiert worden (Veiga et al. 2014). Des Weiteren gibt es Unterschiede in der Methodik zur Analyse der Mikrobiota, was eine Vergleichbarkeit zusätzlich erschwert.

6   Fazit

Zusammenfassend lassen die Untersuchungen darauf schließen, dass Probiotika eine Verbesserung der reizdarmtypischen Symptome, insbesondere bei Abdominalschmerzen, erzielen. Gleichzeitig bewirken sie eine Stabilisierung der Darmmikrobiota. *Lactobacillus* und *Bifidobacterium*-Stämme haben sich als besonders wirksam erwiesen. In den untersuchten Studien wurden keine signifikanten Nebenwirkungen festgestellt. Somit könnte die Einnahme von Probiotika eine sichere und effiziente Alternative zur Behandlung des RDS sein.

Da es sich beim RDS um eine multifaktorielle Erkrankung handelt, sollten neben der körperlichen Symptomatik zusätzlich psychologische Komponenten berücksichtigt und behandelt werden. Es ist außerdem ratsam, die Ernährungsweise anzupassen. Neben dem Konsum von fermentierten Lebensmitteln haben sich FODMAP-reduzierte Diäten als wirksam erwiesen.

Aufgrund verschiedener Methoden zur Symptomdokumentation und Analyse der Mikrobiota stellt sich eine exakte Vergleichbarkeit der einzelnen Ergebnisse als schwierig dar. Die Interventionsdauer, die verabreichte Dosis und die Kombination der probiotischen Stämme variieren von Studie zu Studie. Deshalb kann man bisher keine validen Aussagen zu den genannten Faktoren treffen. Es müssen Studien mit standardisierten Messmethoden unter vereinheitlichten Rahmenbedingungen durchgeführt werden, um geeignete Empfehlungen zu Dosis und Einnahmedauer auszusprechen. Zudem müssen mehr Subgruppenanalysen durchgeführt werden, damit ein symptombasiertes Behandlungsschema erarbeitet werden kann.

7 Literaturverzeichnis

Agrawal, A.; Houghton, L. A.; Morris, J.; Reilly, B.; Guyonnet, D.; Goupil Feuillerat, N. et al. (2009): Clinical trial: the effects of a fermented milk product containing Bifidobacterium lactis DN-173 010 on abdominal distension and gastrointestinal transit in irritable bowel syndrome with constipation. In: *Alimentary pharmacology & therapeutics* 29 (1), S. 104–114. DOI: 10.1111/j.1365-2036.2008.03853.x.

Andresen, Viola; Gschossmann, Jürgen; Layer, Peter (2020): Heat-inactivated Bifidobacterium bifidum MIMBb75 (SYN-HI-001) in the treatment of irritable bowel syndrome: a multicentre, randomised, double-blind, placebo-controlled clinical trial. In: *The Lancet Gastroenterology & Hepatology* 5 (7), S. 658–666. DOI: 10.1016/S2468-1253(20)30056-X.

Banerjee, Arko; Sarkhel, Sujit; Sarkar, Rajib; Dhali, Gopal Krishna (2017): Anxiety and Depression in Irritable Bowel Syndrome. In: *Indian Journal of Psychological Medicine* 39 (6), S. 741–745. DOI: 10.4103/IJPSYM.IJPSYM_46_17.

Barrett, J. S.; Gearry, R. B.; Muir, J. G.; Irving, P. M.; Rose, R.; Rosella, O. et al. (2010): Dietary poorly absorbed, short-chain carbohydrates increase delivery of water and fermentable substrates to the proximal colon. In: *Alimentary pharmacology & therapeutics* 31 (8), S. 874–882. DOI: 10.1111/j.1365-2036.2010.04237.x.

Bischoff, S.; Köchling, K. (2012): Pro- und Präbiotika. In: *Aktuel Ernahrungsmed* 37 (05), S. 287–306. DOI: 10.1055/s-0032-1305309.

Bischoff, Stephan C. (2009): Definition und Wirkmechanismen der Probiotika, Präbiotika und Synbiotika. In: Stephan C. Bischoff (Hg.): Probiotika, Präbiotika und Synbiotika. Stuttgart: Georg Thieme Verlag.

Bischoff, Stephan C.; Autenrieth, Ingo B. (2009): Probiotika, Präbiotika und Synbiotika. Stuttgart: Thieme. Online verfügbar unter https://www.thieme-connect.de/products/e-books/book/10.1055/b-002-29652.

Bogovič Matijašić, Bojana; Obermajer, Tanja; Lipoglavšek, Luka; Sernel, Tjaša; Locatelli, Igor; Kos, Mitja et al. (2016): Effects of synbiotic fermented milk containing Lactobacillus acidophilus La-5 and Bifidobacterium animalis ssp. lactis BB-12 on the fecal microbiota of adults with irritable bowel syndrome: A randomized double-blind, placebo-controlled trial. In: *Journal of dairy science* 99 (7), S. 5008–5021. DOI: 10.3168/jds.2015-10743.

Carroll, I. M.; Ringel-Kulka, T.; Siddle, J. P.; Ringel, Y. (2012): Alterations in composition and diversity of the intestinal microbiota in patients with diarrhea-predominant irritable bowel syndrome. In: *Neurogastroenterology and motility : the official journal of the European Gastrointestinal Motility Society* 24 (6), 521-30, e248. DOI: 10.1111/j.1365-2982.2012.01891.x.

Collado, M. Carmen; Gueimonde, Miguel; Hernández, Manuel; Sanz, Yolanda; Salminen, Seppo (2005): Adhesion of selected Bifidobacterium strains to human intestinal mucus and the role of adhesion in enteropathogen exclusion. In: *Journal of food protection* 68 (12), S. 2672–2678. DOI: 10.4315/0362-028X-68.12.2672.

Dai, Cong; Zhao, De-Hui; Jiang, Min (2012): VSL#3 probiotics regulate the intestinal epithelial barrier in vivo and in vitro via the p38 and ERK signaling pathways. In: *International journal of molecular medicine* 29 (2), S. 202–208. DOI: 10.3892/ijmm.2011.839.

Didari, Tina; Solki, Sara; Mozaffari, Shilan; Nikfar, Shekoufeh; Abdollahi, Mohammad (2014): A systematic review of the safety of probiotics. In: *Expert opinion on drug safety* 13 (2), S. 227–239. DOI: 10.1517/14740338.2014.872627.

Dotan, Iris; Rachmilewitz, Daniel (2005): Probiotics in inflammatory bowel disease: possible mechanisms of action. In: *Current opinion in gastroenterology* 21 (4), S. 426–430.

Drossman, Douglas A. (2016): Functional Gastrointestinal Disorders: History, Pathophysiology, Clinical Features and Rome IV. In: *Gastroenterology*. DOI: 10.1053/j.gastro.2016.02.032.

Ducrotté, Philippe; Sawant, Prabha; Jayanthi, Venkataraman (2012): Clinical trial: Lactobacillus plantarum 299v (DSM 9843) improves symptoms of irritable bowel syndrome. In: *World journal of gastroenterology* 18 (30), S. 4012–4018. DOI: 10.3748/wjg.v18.i30.4012.

FAO und WHO (2006): Probiotics in food. Health and nutritional properties and guidelines for evaluation ; report of a Joint FAO/WHO Expert Consultation on Evaluation of Health and Nutritional Properties of Probiotics in Food including Powder Milk with Live Lactic Acid Bacteria, Córdoba, Argentina, 1 - 4 October 2001 ; report of a Joint FAO/WHO Working Group on Drafting Guidelines for the Evaluation of Probiotics in Food, London, Ontario, Canada, 30 April - 1 May 2002. Rome: Food and Agriculture Organization of the United Nations u.a (FAO food and nutrition paper, 85).

Feng, Zhou; Long, Wenmin; Hao, Binhan; Ding, Ding; Ma, Xiaoqing; Zhao, Liping; Pang, Xiaoyan (2017): A human stool-derived Bilophila wadsworthia strain caused systemic inflammation in specific-pathogen-free mice. In: *Gut pathogens* 9, S. 59. DOI: 10.1186/s13099-017-0208-7.

Francavilla, Ruggiero; Piccolo, Maria; Francavilla, Antonio; Polimeno, Lorenzo; Semeraro, Francesco; Cristofori, Fernanda et al. (2019): Clinical and Microbiological Effect of a Multispecies Probiotic Supplementation in Celiac Patients With Persistent IBS-type Symptoms: A Randomized, Double-Blind, Placebo-controlled, Multicenter Trial. In: *Journal of clinical gastroenterology* 53 (3), e117–e125. DOI: 10.1097/MCG.0000000000001023.

Gayathri, Ravichandran; Aruna, Thangavelu; Malar, Sivaraman; Shilpa, Bennur; Dhanasekar, Karukkupalayam Ramasamy (2020): Efficacy of Saccharomyces cerevisiae CNCM I-3856 as an add-on therapy for irritable bowel syndrome. In: *International journal of colorectal disease* 35 (1), S. 139–145. DOI: 10.1007/s00384-019-03462-4.

Gibson, Glenn R.; Scott, Karen P.; Rastall, Robert A.; Tuohy, Kieran M.; Hotchkiss, Arland; Dubert-Ferrandon, Alix et al. (2010): Dietary prebiotics: current status and new definition. In: *Food Science & Technology Bulletin: Functional Foods* 7 (1), S. 1–19. DOI: 10.1616/1476-2137.15880.

Goetze, Oliver; Fruehauf, Heiko; Pohl, Daniel; Giarrè, Marianna; Rochat, Florence; Ornstein, Kurt et al. (2008): Effect of a prebiotic mixture on intestinal comfort and general wellbeing in health. In: *The British journal of nutrition* 100 (5), S. 1077–1085. DOI: 10.1017/S0007114508960918.

Gomi, A.; Iino, T.; Nonaka, C.; Miyazaki, K.; Ishikawa, F. (2015): Health benefits of fermented milk containing Bifidobacterium bifidum YIT 10347 on gastric symptoms in adults. In: *Journal of dairy science* 98 (4), S. 2277–2283. DOI: 10.3168/jds.2014-9158.

Guarner, Francisco; Khan, Aamir G.; Garisch, James; Eliakim, Rami; Gangl, Alfred; Thomson, Alan et al. (2012): World Gastroenterology Organisation Global Guidelines: probiotics and prebiotics October 2011. In: *Journal of clinical gastroenterology* 46 (6), S. 468–481. DOI: 10.1097/MCG.0b013e3182549092.

Guglielmetti, S.; Mora, D.; Gschwender, M.; Popp, K. (2011): Randomised clinical trial: Bifidobacterium bifidum MIMBb75 significantly alleviates irritable bowel syndrome and improves quality of life--a double-blind, placebo-controlled study. In: *Alimentary pharmacology & therapeutics* 33 (10), S. 1123–1132. DOI: 10.1111/j.1365-2036.2011.04633.x.

Halmos, Emma P.; Power, Victoria A.; Shepherd, Susan J.; Gibson, Peter R.; Muir, Jane G. (2014): A diet low in FODMAPs reduces symptoms of irritable bowel syndrome. In: *Gastroenterology* 146 (1), 67-75.e5. DOI: 10.1053/j.gastro.2013.09.046.

Han, Xu; Lee, Allen; Huang, Sha; Gao, Jun; Spence, Jason R.; Owyang, Chung (2019): Lactobacillus rhamnosus GG prevents epithelial barrier dysfunction induced by interferon-gamma and fecal supernatants from irritable bowel syndrome patients in human intestinal enteroids and colonoids. In: *Gut microbes* 10 (1), S. 59–76. DOI: 10.1080/19490976.2018.1479625.

Hill, Colin; Guarner, Francisco; Reid, Gregor; Gibson, Glenn R.; Merenstein, Daniel J.; Pot, Bruno et al. (2014): Expert consensus document. The International Scientific Association for Probiotics and Prebiotics consensus statement on the scope and appropriate use of the term probiotic. In: *Nature reviews. Gastroenterology & hepatology* 11 (8), S. 506–514. DOI: 10.1038/nrgastro.2014.66.

Houghton, Lesley A.; Lea, Richard; Agrawal, Anurag; Agrawal, Anvrag; Reilly, Brian; Whorwell, Peter J. (2006): Relationship of abdominal bloating to distention in irritable bowel syndrome and effect of bowel habit. In: *Gastroenterology* 131 (4), S. 1003–1010. DOI: 10.1053/j.gastro.2006.07.015.

Hummel, Stephanie; Veltman, Katharina; Cichon, Christoph; Sonnenborn, Ulrich; Schmidt, M. Alexander (2012): Differential targeting of the E-Cadherin/β-Catenin complex by gram-positive probiotic lactobacilli improves epithelial barrier function. In: *Applied and environmental microbiology* 78 (4), S. 1140–1147. DOI: 10.1128/AEM.06983-11.

IQVIA Commercial GmbH & Co. OHG (2020): NAHRUNGSERGÄNZUNGSMITTEL AUS DER APOTHEKE 2019. Online verfügbar unter https://www.iqvia.com/-/media/iqvia/pdfs/germany/library/infographic/infografik-nahrungsergaenzungsmittel-aus-der-apotheke-082020.pdf.

Ishaque, Shamsuddin M.; Khosruzzaman, S. M.; Ahmed, Dewan Saifuddin; Sah, Mukesh Prasad (2018): A randomized placebo-controlled clinical trial of a multi-strain probiotic formulation (Bio-Kult®) in the management of diarrhea-predominant irritable bowel syndrome. In: *BMC gastroenterology* 18 (1), S. 71. DOI: 10.1186/s12876-018-0788-9.

Jeffery, Ian B.; Das, Anubhav; O'Herlihy, Eileen; Coughlan, Simone; Cisek, Katryna; Moore, Michael et al. (2020): Differences in Fecal Microbiomes and Metabolomes of People With vs Without Irritable Bowel Syndrome and Bile Acid Malabsorption. In: *Gastroenterology* 158 (4), 1016-1028.e8. DOI: 10.1053/j.gastro.2019.11.301.

Kajander, K.; Krogius-Kurikka, L.; Rinttilä, T.; Karjalainen, H.; Palva, A.; Korpela, R. (2007): Effects of multispecies probiotic supplementation on intestinal microbiota in irritable bowel syndrome. In: *Alimentary pharmacology & therapeutics* 26 (3), S. 463–473. DOI: 10.1111/j.1365-2036.2007.03391.x.

Kajander, K.; Myllyluoma, E.; Rajilić-Stojanović, M.; Kyrönpalo, S.; Rasmussen, M.; Järvenpää, S. et al. (2008): Clinical trial: multispecies probiotic supplementation alleviates the symptoms of irritable bowel syndrome and stabilizes intestinal microbiota. In: *Alimentary pharmacology & therapeutics* 27 (1), S. 48–57. DOI: 10.1111/j.1365-2036.2007.03542.x.

Ki Cha, Bong; Mun Jung, Seung; Hwan Choi, Chang; Song, In-Do; Woong Lee, Hyun; Joon Kim, Hyung et al. (2012): The effect of a multispecies probiotic mixture on the symptoms and fecal microbiota in diarrhea-dominant irritable bowel syndrome: a randomized, double-blind, placebo-controlled trial. In: *Journal of clinical gastroenterology* 46 (3), S. 220–227. DOI: 10.1097/MCG.0b013e31823712b1.

Krogius-Kurikka, Lotta; Lyra, Anna; Malinen, Erja; Aarnikunnas, Johannes; Tuimala, Jarno; Paulin, Lars et al. (2009): Microbial community analysis reveals high level phylogenetic alterations in the overall gastrointestinal microbiota of diarrhoea-predominant irritable bowel syndrome sufferers. In: *BMC gastroenterology* 9, S. 95. DOI: 10.1186/1471-230X-9-95.

Layer, P.; Andresen, V.; Allescher, H.; Bischoff, S. C.; Classen, M.; Elsenbruch, S. et al. (2021): Update S3-Leitlinie Reizdarmsyndrom: Definition, Pathophysiologie, Diagnostik und Therapie des Reizdarmsyndroms der Deutschen Gesellschaft für Gastroenterologie, Verdauungs- und Stoffwechselkrankheiten (DGVS) und der Deutschen Gesellschaft für Neurogastroenterologie und Motilität (DGNM). Hg. v. DGVS Deutsche Gesellschaft für Gastroenterologie, Verdauungs- und Stoffwechselerkrankungen (AWMF-Registriernummer: 021/016). Online verfügbar unter https://www.awmf.org/uploads/tx_szleitlinien/021-016l_S3_Definition-Pathophysiologie-Diagnostik-Therapie-Reizdarmsyndroms_2021-07.pdf.

Le Nevé, Boris; Derrien, Muriel; Tap, Julien; Brazeilles, Rémi; Cools Portier, Stéphanie; Guyonnet, Denis et al. (2019): Fasting breath H2 and gut microbiota metabolic potential are associated with the response to a fermented milk product in irritable bowel syndrome. In: *PloS one* 14 (4), e0214273. DOI: 10.1371/journal.pone.0214273.

Lee, Kang Nyeong; Lee, Oh Young (2014): Intestinal microbiota in pathophysiology and management of irritable bowel syndrome. In: *World journal of gastroenterology* 20 (27), S. 8886–8897. DOI: 10.3748/wjg.v20.i27.8886.

Lherm, Thierry; Monet, Claire; Nougière, Bruno; Soulier, Muriel; Larbi, Daho; Le Gall, Christian et al. (2002): Seven cases of fungemia with Saccharomyces boulardii in critically ill patients. In: *Intensive care medicine* 28 (6), S. 797–801. DOI: 10.1007/s00134-002-1267-9.

Li, Ying-Jie; Li, Jing; Dai, Cong (2020): The Role of Intestinal Microbiota and Mast Cell in a Rat Model of Visceral Hypersensitivity. In: *Journal of neurogastroenterology and motility* 26 (4), S. 529–538. DOI: 10.5056/jnm20004.

Lovell, Rebecca M.; Ford, Alexander C. (2012): Global prevalence of and risk factors for irritable bowel syndrome: a meta-analysis. In: *Clinical gastroenterology and hepatology : the official clinical practice journal of the American Gastroenterological Association* 10 (7), 712-721.e4. DOI: 10.1016/j.cgh.2012.02.029.

Manabe, N.; Wong, B. S.; Camilleri, M.; Burton, D.; McKinzie, S.; Zinsmeister, A. R. (2010): Lower functional gastrointestinal disorders: evidence of abnormal colonic transit in a 287 patient cohort. In: *Neurogastroenterology and motility : the official journal of the European Gastrointestinal Motility Society* 22 (3), 293-e82. DOI: 10.1111/j.1365-2982.2009.01442.x.

Marco, Maria L.; Heeney, Dustin; Binda, Sylvie; Cifelli, Christopher J.; Cotter, Paul D.; Foligné, Benoit et al. (2017): Health benefits of fermented foods: microbiota and beyond. In: *Current opinion in biotechnology* 44, S. 94–102. DOI: 10.1016/j.copbio.2016.11.010.

Mayer, Emeran A.; Tillisch, Kirsten (2011): The brain-gut axis in abdominal pain syndromes. In: *Annual review of medicine* 62, S. 381–396. DOI: 10.1146/annurev-med-012309-103958.

Mearin, Fermín; Lacy, Brian E.; Chang, Lin; Chey, William D.; Lembo, Anthony J.; Simren, Magnus; Spiller, Robin (2016): Bowel Disorders. In: *Gastroenterology*. DOI: 10.1053/j.gastro.2016.02.031.

Mezzasalma, Valerio; Manfrini, Enrico; Ferri, Emanuele; Sandionigi, Anna; La Ferla, Barbara; Schiano, Irene et al. (2016): A Randomized, Double-Blind, Placebo-Controlled Trial: The Efficacy of Multispecies Probiotic Supplementation in Alleviating Symptoms of Irritable Bowel Syndrome Associated with Constipation. In: *BioMed research international* 2016, S. 4740907. DOI: 10.1155/2016/4740907.

Pedersen, Natalia; Andersen, Nynne Nyboe; Végh, Zsuzsanna; Jensen, Lisbeth; Ankersen, Dorit Vedel; Felding, Maria et al. (2014): Ehealth: low FODMAP diet vs Lactobacillus rhamnosus GG in irritable bowel syndrome. In: *World journal of gastroenterology* 20 (43), S. 16215–16226. DOI: 10.3748/wjg.v20.i43.16215.

Perapoch, J.; Planes, A. M.; Querol, A.; López, V.; Martínez-Bendayán, I.; Tormo, R. et al. (2000): Fungemia with Saccharomyces cerevisiae in two newborns, only one of whom had been treated with ultra-levura. In: *European journal of clinical microbiology & infectious diseases : official publication of the European Society of Clinical Microbiology* 19 (6), S. 468–470. DOI: 10.1007/s100960000295.

Piche, T.; Barbara, G.; Aubert, P.; Des Bruley Varannes, S.; Dainese, R.; Nano, J. L. et al. (2009): Impaired intestinal barrier integrity in the colon of patients with irritable bowel syndrome: involvement of soluble mediators. In: *Gut* 58 (2), S. 196–201. DOI: 10.1136/gut.2007.140806.

Pineton de Chambrun, Guillaume; Neut, Christel; Chau, Amélie; Cazaubiel, Murielle; Pelerin, Fanny; Justen, Peter; Desreumaux, Pierre (2015): A randomized clinical trial of Saccharomyces cerevisiae versus placebo in the irritable bowel syndrome. In: *Digestive and liver disease : official journal of the Italian Society of Gastroenterology and the Italian Association for the Study of the Liver* 47 (2), S. 119–124. DOI: 10.1016/j.dld.2014.11.007.

Pohl, D.; Heinrich, H.; Misselwitz, B. (2014): Reizdarmsyndrom – Diagnostik und Therapie. In: *coloproctology* 36 (3), S. 190–195. DOI: 10.1007/s00053-014-0438-9.

Rajilić-Stojanović, Mirjana; Biagi, Elena; Heilig, Hans G. H. J.; Kajander, Kajsa; Kekkonen, Riina A.; Tims, Sebastian; Vos, Willem M. de (2011): Global and deep molecular analysis of microbiota signatures in fecal samples from patients with irritable bowel syndrome. In: *Gastroenterology* 141 (5), S. 1792–1801. DOI: 10.1053/j.gastro.2011.07.043.

Rao, S. S. C.; Yu, S.; Fedewa, A. (2015): Systematic review: dietary fibre and FODMAP-restricted diet in the management of constipation and irritable bowel syndrome. In: *Alimentary pharmacology & therapeutics* 41 (12), S. 1256–1270. DOI: 10.1111/apt.13167.

Rousseaux, Christel; Bouguen, Guillaume; Dubuquoy, Caroline; Dubuquoy, Laurent; Vandekerckove, Pascal; Desreumaux, Pierre (2010): 274 Sacharomyces Cerevisiae Cncm I-3856 Decreases Intestinal Pain Through PPAR Alpha Activation in the Gut. In: *Gastroenterology* 138 (5), S-51. DOI: 10.1016/S0016-5085(10)60232-6.

Schaub, Nora; Schaub, Niklaus (2012): Reizdarmsyndrom. In: *Swiss Med Forum* 12 (25). DOI: 10.4414/smf.2012.01160.

Sisson, G.; Ayis, S.; Sherwood, R. A.; Bjarnason, I. (2014): Randomised clinical trial: A liquid multi-strain probiotic vs. placebo in the irritable bowel syndrome--a 12 week double-blind study. In: *Alimentary pharmacology & therapeutics* 40 (1), S. 51–62. DOI: 10.1111/apt.12787.

Spiller, Robin; Pélerin, Fanny; Cayzeele Decherf, Amélie; Maudet, Corinne; Housez, Béatrice; Cazaubiel, Murielle; Jüsten, Peter (2016): Randomized double blind placebo-controlled trial of Saccharomyces cerevisiae CNCM I-3856 in irritable bowel syndrome: improvement in abdominal pain and bloating in those with predominant constipation. In: *United European gastroenterology journal* 4 (3), S. 353–362. DOI: 10.1177/2050640615602571.

Stevenson, Cheryl; Blaauw, Renée; Fredericks, Ernst; Visser, Janicke; Roux, Saartjie (2014): Randomized clinical trial: effect of Lactobacillus plantarum 299 v on symptoms of irritable bowel syndrome. In: *Nutrition (Burbank, Los Angeles County, Calif.)* 30 (10), S. 1151–1157. DOI: 10.1016/j.nut.2014.02.010.

Sun, Yi-Yuan; Li, Ming; Li, Yue-Yue; Li, Li-Xiang; Zhai, Wen-Zhe; Wang, Peng et al. (2018): The effect of Clostridium butyricum on symptoms and fecal microbiota in diarrhea-dominant irritable bowel syndrome: a randomized, double-blind, placebo-controlled trial. In: *Scientific reports* 8 (1). DOI: 10.1038/s41598-018-21241-z.

Unno, Tatsuya; Choi, Jung-Hye; Hur, Hor-Gil; Sadowsky, Michael J.; Ahn, Young-Tae; Huh, Chul-Sung et al. (2015): Changes in human gut microbiota influenced by probiotic fermented milk ingestion. In: *Journal of dairy science* 98 (6), S. 3568–3576. DOI: 10.3168/jds.2014-8943.

Veiga, Patrick; Pons, Nicolas; Agrawal, Anurag; Oozeer, Raish; Guyonnet, Denis; Brazeilles, Rémi et al. (2014): Changes of the human gut microbiome induced by a fermented milk product. In: *Scientific reports* 4, S. 6328. DOI: 10.1038/srep06328.

Voltan, Sandra; Castagliuolo, Ignazio; Elli, Marina; Longo, Stefano; Brun, Paola; D'Incà, Renata et al. (2007): Aggregating phenotype in Lactobacillus crispatus determines intestinal colonization and TLR2 and TLR4 modulation in murine colonic mucosa. In: *Clinical and vaccine immunology: CVI* 14 (9), S. 1138–1148. DOI: 10.1128/CVI.00079-07.

Yoon, Jun Sik; Sohn, Won; Lee, Oh Young; Lee, Sang Pyo; Lee, Kang Nyeong; Jun, Dae Won et al. (2014): Effect of multispecies probiotics on irritable bowel syndrome: a randomized, double-blind, placebo-controlled trial. In: *Journal of gastroenterology and hepatology* 29 (1), S. 52–59. DOI: 10.1111/jgh.12322.

Zhou, QiQi; Zhang, Buyi; Verne, G. Nicholas (2009): Intestinal membrane permeability and hypersensitivity in the irritable bowel syndrome. In: *Pain* 146 (1-2), S. 41–46. DOI: 10.1016/j.pain.2009.06.017.

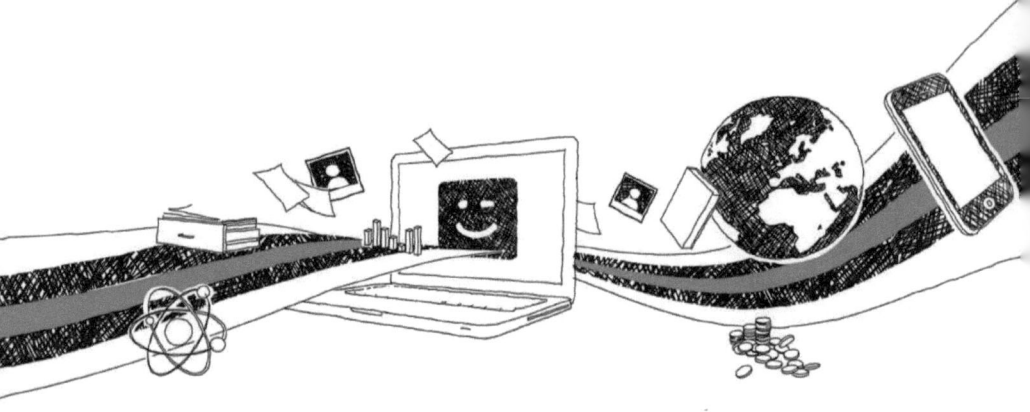